INTERMITTIERENDES FASTEN

Der Schlüssel Zur Ewigen Jugend Oder Doch Nur Unglaubliche Abnehmerfolge

(Schnell Fett Verbrennen Und Schnell Abnehmen Durch Intermittierendes Fasten)

Tom Beich

I0222627

Herausgegeben von Alex Howard

Intermittierendes Fasten: Der Schlüssel Zur Ewigen Jugend Oder Doch Nur Unglaubliche Abnehmerfolge (Schnell Fett Verbrennen Und Schnell Abnehmen Durch Intermittierendes Fasten)

ISBN 978-1-77485-050-3

Dieses Dokument zielt darauf ab, genaue und zuverlässige Informationen zu dem behandelten Thema und Themen bereitzustellen. Die Publikation wird mit dem Gedanken verkauft, dass der Verlag keine buchhalterischen, behördlich zugelassenen oder anderweitig qualifizierten Dienstleistungen erbringen muss. Wenn rechtliche oder berufliche Beratung erforderlich ist, sollte eine in diesem Beruf praktizierte Person bestellt werden.

- Aus einer Grundsatzerklärung, die von einem Ausschuss der American Bar Association und einem Ausschuss der Verlage und Verbände gleichermaßen angenommen und gebilligt wurde.

Es ist in keiner Weise legal, Teile dieses Dokuments in elektronischer Form oder in gedruckter Form zu reproduzieren, zu vervielfältigen oder zu übertragen. Das Aufzeichnen dieser Veröffentlichung ist strengstens untersagt und jegliche Speicherung dieses Dokuments ist nur mit schriftlicher Genehmigung des Herausgebers gestattet. Alle Rechte vorbehalten.

Die hierin bereitgestellten Informationen sind wahrheitsgemäß und konsistent, da jede Haftung in Bezug auf Unachtsamkeit oder auf andere Weise durch die Verwendung oder den Missbrauch von Richtlinien, Prozessen oder Anweisungen, die darin enthalten sind, in der alleinigen und vollständigen Verantwortung des Lesers des Empfängers liegt. In keinem Fall wird dem Verlag eine rechtliche Verantwortung oder Schuld für

INHALTSVERZEICHNIS

Kapitel 1: Ursachen Für Die Positiven Effekte Bei Versuchstieren

Die Ursachen für den lebensverlängernden Effekt bei Versuchstieren sind noch weitgehend unklar. Mehrere Modelle werden diskutiert. Die Widerstandsfähigkeit der Körperzellen wird durch das Wechselspiel von anabolen und katabolen Prozessen verbessert. Zudem werden geschädigte Zellen und Biomoleküle vermehrt „repariert".

Es werden gewebespezifische Prozesse aktiviert. Die Zelle wird in einen Ruhezustand, eine Art Standby-Modus versetzt, wodurch der Zellzyklus verlangsamt und die Produktion von antioxidativen Enzymen in den Zellen erhöht wird. Diese helfen den Zellen, besser mit oxidativem Stress umzugehen. Zellwachstum und -entwicklung werden verlangsamt, was wiederrum den Alterungsprozess hemmt und die Risikofaktoren für Krankheiten reduziert.

Auswirkungen Auf Den Menschen

IF führt zu ähnlichen physiologischen und metabolischen Veränderungen wie eine Kalorienrestriktion. Die Ansätze sind jedoch hinsichtlich der Ausgangsfrage grundverschieden. Während es bei der Kalorienrestriktion um das „Was **soll ich essen?"**

geht, stellt sich beim Fasten eher die Frage „Wann **soll ich essen?"**

Doch was passiert eigentlich beim Menschen, nachdem er gegessen hat? Und was, wenn er längere Zeit nicht isst?

Nach einer Mahlzeit beginnt der Körper damit, die Makronährstoffe (Kohlenhydrate, Proteine und Fette) in ihre Einzelbestandteile zu zerlegen. Diese Einzelbestandteile fließen in Form von Fettsäuren, Glukose und Aminosäuren ins Blut. Um diese Bestandteile in die Zellen zu befördern, benötigt der Körper einen Transporter: das Insulin. Forscher stellten fest, dass der Insulinspiegel nach einer großen Mahlzeit 3-6 Stunden im Blut erhöht ist. Während Insulin als Einlagerungshormon fungiert, schließt es gleichzeitig die Auslagerungsprozesse aus unseren Zellen. Eine Fettauslagerung kann in diesem gefütterten Zustand (**„fed state"**) nicht stattfinden. Nachdem der Körper die Mahlzeit nun vollständig verwertet hat, wird das Insulin nicht mehr benötigt, der Insulinspiegel fällt auf das Ausgangsniveau zurück (**„fasted state"**).

Kohlehydrate werden vom Körper in Glukose umgewandelt. Diese wird vom Körper für die Energiegewinnung (gegenüber dem Fett) bevorzugt, da sie schnell verfügbar ist. Der Körper sieht die Glukose jedoch (ebenso wie Alkohol) als Gift an und versucht, diese als erstes loszuwerden. Er stellt dazu alle weiteren Stoffwechselvorgänge ein; daher sabotiert

Alkohol auch den Fettabbau. Der Körper ist nur dann gezwungen auf seine Fettspeicher zuzugreifen, wenn nicht genügend Energie durch Kohlenhydrate zur Verfügung steht. Das Fett dient vielmehr als Art Reserve für den Notfall.

Durch IF verbessert sich die Insulinsensitivität, vor allem in Kombination mit Bewegung. Das spielt besonders bei Übergewicht eine große Rolle. Niedrige Insulinwerte im Blut gehen mit einer besseren Fettverbrennung einher. Das Gegenteil ist übrigens die sogenannte Insulinresistenz: Bei hohem Körpergewicht kann das blutzuckersenkende Hormon Insulin nicht mehr ausreichend im Körper wirken, folglich wird mehr ausgeschüttet. Fett lagert sich so besser ein.

Vereinfacht gesagt: wenn man ständig alle paar Stunden etwas isst, wie so oft empfohlen, wird der Körper einfach die aufgenommene Energie nutzen und keinesfalls das Körperfett verbrennen. Man wird nur mehr speichern. Der Körper wird es für eine Zeit aufbewahren, in der es einmal nichts zu essen gibt.

Die lebensverlängernde Wirkung des Fastens geht maßgeblich auf den Prozess der Autophagie zurück. Erhält der Organismus keine Nahrung, beginnt er, körpereigene Abfallstoffe zu vertilgen, eine Art Recycling der Zellen. Das können schadhafte Mitochondrien sein oder auch falsch gefaltete Proteine im Gehirn von Alzheimer-Patienten.

Weitere positive Auswirkungen des Fastens (Ausprägung individuell verschieden):

- kann bei der Bekämpfung von Krebs helfen (präventiv und kurativ)

•verbessert die Effektivität der Chemotherapie (Linderung der Nebenwirkungen, höhere Dosisverträglichkeit und Erhöhung der Angriffsfläche der Krebszellen)

- verbessert die Hirngesundheit

- reduzierter Appetit, keine Heißhungerattacken, verbesserte Hungerkontrolle

- gibt dem Körper die nötige Zeit, um sich zu entgiften

- das menschliche Wachstumshormon erhöht sich (hilft bei Fettverbrennung, wirkt verjüngend, Muskelaufbau)

- verbesserte Blutzuckerkontrolle (durch Senkung von Blutglukose und verbesserer Insulinsensitivität)

- erhöhter Stoffwechsel (durch höheren Ausschuss von Epinephrin, Adrenalin, Noradrenalin)

- Resistenz gegenüber oxidativem Stress

- Reduktion der Symptome von MS und Alzheimer

- entzündliche Vorgänge verringern sich

- längeres Leben

- positive Auswirkungen auf Blutdruck, Cholesterin, Blutfette, Blutzucker

IF fördert die Produktion von Proteinen, die Hirnzellen schützen und die Fähigkeit besitzen, beschädigte DNA zu reparieren. Fasten ist quasi wie milder Stress, der die Zellen stärkt, damit sie späteren Widrigkeiten (z.B. Krankheiten) besser begegnen können. Auf diese Weise ähnelt IF körperlicher Anstrengung, die unverzüglichen Stress verursacht, aber langfristig gegen chronische Krankheiten schützt. Früchte und Gemüse zu essen, kann einen ähnlichen Effekt haben. Es gibt Gemeinsamkeiten darin, wie Zellen auf Sport, Fasten und die chemischen Verbindungen in Früchten und Gemüse reagieren.

Doch beachte: Jeder Körper reagiert anders. Um auf Nummer sicher zu gehen, sollte man sich vorher mit dem Arzt besprechen, insbesondere, sofern medizinische Besonderheiten vorliegen (z.B. Schwangerschaft, Diabetes). Hier ist es jedoch ratsam, einen Fachmann aufzusuchen, der sich auch tatsächlich intensiv mit Ernährung auseinandergesetzt hat.

Nicht zu verachten sind aber auch die rein psychologischen Effekte. Wer die nötige Disziplin einmal aufgebracht hat und dann nach ein paar Tagen schon eine gewisse Routine spürt, der lernt, vielfältigen, großteils eher ungesunden oder unvernünftigen Verführungen des Alltags besser zu widerstehen. Die Disziplin und das Bewusstsein, das sich bei der Ernährung wiederspiegelt, überträgt sich auch auf andere Lebensbereiche. Man ist selbstbestimmter und hat das Leben (noch) mehr im Griff! Dies ist gerade ernährungstechnisch wichtig, wo wir doch so oft von Zuckersucht, schlechten Angewohnheiten und Hungergefühl dominiert und z.T. geradezu „ferngesteuert" werden. In vielen Berichten wird auch von einer deutlich größeren geistigen Klarheit gesprochen. Konzentriertere Arbeit ist möglich, der durch einige Lebensmittel verursachte **brain fog** verschwindet.

Der vielleicht größte Vorteil nach dem Fasten für gesunde Menschen besteht darin, dass man seine Ernährungsgewohnheiten, die nicht immer ganz gesund sind, unterbricht und damit eine Änderung seiner Ernährungs- und sogar Lebensgewohnheiten besser und leichter erreicht. Nach dem Fasten schmeckt einem vieles eher Ungesunde nicht mehr, was man vorher regelmäßig verzehrt hat, bestimmte Süßigkeiten beispielsweise. Vegetarische und pflanzliche Nahrung hingegen schmecken auf einmal wesentlich besser. Dazu kommt der Stolz auf sich selbst, dass man das Fasten durchgehalten hat. Der Nahrungsverzicht und die Erkenntnis, nicht immer essen zu müssen, wenn es angeboten wird, führen im besten Fall zu einem neuen Bewusstsein in Bezug auf die tägliche Nahrungsaufnahme. Zudem stellt sich bei den meisten nach dem Fasten ein allgemeines Wohlgefühl ein.

Schließlich ist aber auch nicht zu vergessen, dass Fasten hilft, Nerven, Zeit und Geld zu sparen. Man braucht nicht mehr zu Grübeln **„Was esse ich heute?"**, man kauft seltener bzw. weniger ein und spart somit auch bares Geld.

Tipp: Das gesparte Geld wird bestenfalls reinvestiert, um öfter im Bio-Markt einkaufen zu können.
Sport

Cardiotraining im Fastenzustand kann den Blutfluss in das Bauchfettgewebe verbessern und somit als besonders effektiv zum Abbau von hartnäckigem Bauchfett angesehen werden. Zu diesem Zweck sollte ein Training im niedrigen Intensitätsbereich (Puls 110-120) ausgeführt werden.

Die Sekretion (Absonderung) vom körpereigenen Wachstumshormon (HGH) wird erhöht. Dieses steigert die Proteinsynthese und stellt Fett als Energiequelle bereit. Dies bewirkt u.a., dass man schneller Fett verbrennt und Muskelmasse aufbaut. Deswegen wird HGH in der Bodybuilding-Szene in großen Mengen oft als Dopingmittel eingesetzt.

Die Ernährung sollte einen hohen Anteil an Proteinen und weniger Kohlenhydraten aufweisen (Ausnahme: an Trainingstagen!). Das Training selbst sollte möglichst innerhalb der Fastenzeit stattfinden, bestenfalls gegen Ende, so dass man relativ zeitnah nach dem Training Nahrung aufnehmen und in diesem **post-workout-meal** auch recht viele Kalorien zu sich nehmen kann.

Familie, Beruf und Sport...und dann auch noch Fasten. Unmöglich? Mitnichten!

Jochen, Manager aus Hamburg, möchte auf die **16:8-Methode** mit Sport statt Frühstück nicht mehr verzichten. Er war morgens eh noch nie besonders hungrig. Statt zu Frühstücken geht er nun zweimal die Woche morgens um acht ins Fitnessstudio und von da aus anschließend direkt ins Büro. Je nach Lust isst er dann im Büro ab und zu einen kleinen Magerquark zur „muskulären Erstversorgung", oft aber auch bis mittags gar nichts – einfach, weil es ihm leichtfällt und nichts fehlt. An Tagen ohne Sport ist das intermittierende Fasten ohne Frühstück für ihn erst recht kein Problem. Am Wochenende mit der Familie frühstückt er aber ausgiebig – dafür ist die zweite (und letzte!) Mahlzeit dann oft schon am späten Nachmittag. So kommt er bis zum Sonntagsfrühstück dann auch wieder locker auf 16 Stunden Esspause...und kann entspannt zugreifen.

Prominente, die es praktizieren

Auch in Hollywood ist **The Fast Diet** der letzte Schrei und wird von vielen Prominenten praktiziert. Jennifer Aniston, Scarlett Johansson, Sandra Bullock, Miranda Kerr, Liv Tyler, Christy Turlington, Drew Barrymore, Ben Affleck, Lena Gercke, Hugh Jackman, Benedict Cumberbatch,… Die Liste ließe sich weiter fortsetzen.

Der Late-Night Talkshow-Moderator Jimmy Kimmel etwa gab an, der **5:2**-Methode gefolgt zu sein. Diese schreibt vor, dass man an 5 Tagen der Woche normal isst und an zwei Tagen fastet. Eine Methode, der er seine enorme Gewichtsabnahme zuschreibt.

Auch Terry Crews und Kate Hudson haben ihre Ernährung entsprechend ausgerichtet. Crews schläft viel, trainiert morgens auf leeren Magen (er schwört übrigens auf hochintensives Intervalltraining) und nimmt erst gegen 14 Uhr nachmittags die erste Mahlzeit des Tages zu sich. Um den Vormittag bis dahin „durchzustehen", trinkt er viel Tee und Kaffee oder nimmt hin und wieder einen Teelöffel Kokosöl zu sich. Er praktiziert das IF seit 5 Jahren und schwärmt, er sei nie besser in Form gewesen als jetzt.

Auch Hudson schwört auf die **16:8**-Methode. Einen Tag der Woche bleibt bei ihr allerdings die Küche kalt, es gibt 24 Stunden lang nur grünen Tee oder Brühe.
Tipps und Tricks für den Alltag

Die Anpassung daran, beim Fasten z.B. regelmäßig das Frühstück zu überspringen, ähnelt der Veränderung bei einer **couch potatoe,** die mit Sport beginnt. Wenn man seit Jahren bewegungsarm lebt und dann rausgeht und versucht, 5 km zu laufen, wird man sich solange nicht gut fühlen, bis man in Form ist. Es wird nicht sofort ein reibungsloser Übergang sein. Die Anpassung beim Fasten dauert etwa 2-4 Wochen. Eines ist jedoch gewiß: es wird jeden Tag ein bißchen einfacher.

Weitere Tipps und Ratschläge:
• Das Fasten und die verschiedenen Methoden erstmal testen, an einem stressarmen Tag mit Ausruhmöglichkeit (Wochenende).
• Nicht zu krass starten. Notfalls erstmal das Frühstück zwei Stunden nach hinten verschieben o.ä., so dass sich die zeitliche Lücke des Fastens sukzessive vergrößert
• Das Training anpassen.
• Auf und Ab bzw. Unwohlsein in Kauf nehmen, da eine mehr oder weniger lange Gewöhnung nötig ist. Fastenkrise - damit werden die Symptome während in der Übergangsphase bezeichnet. Wenn die Leber beginnt, die Energiereserven des Körpers zu aktivieren, kann es zu ein paar schweren Stunden bei Fastenden kommen. Das betrifft meistens den zweiten oder dritten Fastentag. Dazu kommen Symptome, die aus dem Entzug von Koffein und Zucker entstehen. Es können in dieser Zeit Kopfschmerzen, Hungergefühle, Gereiztheit, schlechte Laune und Müdigkeit auftreten. Das alles legt sich spätestens nach 1-2 Tagen. Durchhalten!

- Wasser trinken, Warmes trinken.
- IF nicht unbedingt als Diät ansehen, sondern als Ernährungsform (wenn nicht Lebensform, vgl. auch clean eating, mindset etc.).
- Viel Trinken (zB Wasser mit Gurke, Ingwer, Zitrone, Minze).
- Abnehmen ist in Kombi mit **low carb, high fat/protein (LHCF)** und moderatem Training am wahrscheinlichsten.
- Keine üppigen Mahlzeiten.

Bei Heißhunger oder wenn man bei einer Mahlzeit nicht viel essen will, eignen sich Lebensmittel, die viel Protein und Fett enthalten (sehr sättigend), z.B. ein Stück Hartkäse, ein paar Nüsse, Hühnchenbrust, Avocados, Eier oder ein Stück dunkle Schokolade.

Geheimtipp: wer morgens zwar auf das Frühstück, nicht jedoch auf den Kaffee verzichten möchte, dem rate ich zu den Varianten Kokosmilch-Kaffee oder **bulletproof coffee**.

Beim Kokosmilch-Kaffee wird anstelle von Kaffeemilch einfach etwas Kokosmilch in den Kaffee getan. Ich empfehle dafür die Kokosmilch von AROY. Die gibt es in diversen Größen im Tetra-Pack und sie ist komplett flüssig (hat etwa die Konsistenz von Sahne). Damit eignet sie sich deutlich besser als jene Kokosmilch aus der Dose, die einerseits meist oben fest ist und außerdem in der Regel noch diverse Zusatzstoffe aufweist.

Der **bulletproof coffee** ist denkbar einfach hergestellt: Kaffee, Butter (von möglichst Weide-gefütterten Tieren, z.B. Kerrygold) und etwas Kokosöl (ich empfehle das von Bio Planète, super lecker) in einen Mixer, etwa eine halbe Minute gut mixen und heraus kommt eine köstliche, sattmachende Kaffeevariation, die optisch einem Latte Macchiato sehr ähnelt.

Beide Kaffeevarianten machen satt und sind bestens geeignet, zu unterstützen, wenn man noch Probleme hat, erst Mittags die erste Mahlzeit zu sich zu nehmen.

Kapitel 2: Was Du Beim Fasten Beachten Solltest

Wie du siehst, ist jede Fasten-Methode damit gekennzeichnet, für wen die jeweilige Form gedacht ist. Hast du bisher noch nie auf Nahrung verzichtet, empfiehlt es sich, mit der 16:8 Methode zu starten. Diese ist besonders auf Anfänger ausgelegt, um ihnen ein gewisses Gefühl des Nahrungsverzichts zu vermitteln. Im späteren Verlauf kannst du sodann auch die anderen Methoden ausprobieren.

Solltest du schon Erfahrungen mit dem Fasten gemacht haben, kannst du auch bereits zu einer anderen Methode greifen, die dich anspricht. Hierbei kannst du am besten deinem Gefühl und deiner Intuition vertrauen. Darüber hinaus gibt es natürlich noch ein paar Regeln, an die du dich während des Intervallfastens halten kannst, um die bestmöglichen Ergebnisse für die Gesundheit von Körper und Geist zu erzielen.

Die Grundregeln lauten:

1)Finde die passende Fasten-Methode

Es ist besonders am Anfang nicht einfach, die richtige Fasten-Methode zu finden oder erst einmal den Start zu machen. Genau aus diesem Grund solltest du dir so viel Zeit lassen wir möglich und nichts über die Knie brechen. Finde für dich selbst heraus, welche Fastenmethode du dir am besten vorstellen könntest und was für dich am leichtesten funktioniert. Widme dich der Frage: Wie lange schaffe ich es ohne Essen?

2)Sieh die Fastenphase als Challenge

Die Fastenphase ist die wohl größte Herausforderung und wird von jedem Menschen anders angesehen. Während einige darin eine gute Challenge sehen, mit der sie sich auf die Probe stellen können, fällt es anderen wesentlich schwerer. Sieh all dies als einen Test des Lebens an und halte dich eisern an die Vorgaben. Du wirst spüren, wie deine Willenskraft steigt und du mehr Durchhaltevermögen gewinnst.

In dieser Zeit kannst du ganz darauf vertrauen, dass dein Körper sich die nötige Energie aus deinen Reserven holen wird. Es fehlt dir an nichts und deine Fastenphase wird auf diese Weise schneller vorbeigehen als dir bewusst ist.

3)Starte mit einer eiweißreichen Mahlzeit

Während du in der Essensphase eine ausgewogene Ernährung verfolgen solltest und Fast Food den Rücken zukehrst, ist es auch wichtig, wie du die Fastenphase beendest. Denn viel zu häufig kommt es vor, dass wir nach der Fastenphase in alte Essensmuster zurückfallen und wir uns von zuckrigen Nahrungsmitteln oder Fertigprodukten wie Muffins, Tiefkühlpizza oder Marmeladen-Brote ernähren.

Indem du im Anschluss an die Fastenzeit nach einer eiweißhaltigen Mahlzeit greifst, kannst du deinem Körper gezielt die Baustoffe zuführen, die er für den Muskelaufbau benötigt. Darüber hinaus sollten auch gesunde Fette enthalten sein. Je mehr gesunde Proteine und Fette du deinem Körper nach dem Fasten zuführst, umso weniger Zucker isst du und dein Insulinspiegel bleibt in einem gesunden Rahmen.

4)Kalorienzufuhr beachten
Möchtest du gesund abnehmen, kommst du auch beim Intervallfasten nicht darum herum, deine Kalorien im Auge zu behalten. Auch wenn du jeden Tag für mehrere Stunden auf die Nahrungszufuhr verzichtest, solltest du die Kalorien zählen. Dabei kommt es weniger auf eine akribische Zählung an. Vielmehr ist es wichtig, dass du ein Gefühl dafür bekommst, wie viele Kalorien du mehr oder weniger zu dir nimmst.

Werden zu viele Kalorien vor oder nach den Fastentagen zugeführt, wird dein Körper auch in diesem Fall Fett ansetzen und die erhoffte Fettverbrennung lässt somit auf sich warten. Damit dies nicht geschieht, macht es Sinn, die Kalorien im Blick zu behalten. Iss in Maßen und nimm gesunde Lebensmittel zu dir. So kann gar nichts schiefgehen!

Die klassischen Anfängerfehler
Wie du dir denken kannst, stolpern viele Menschen bereits in der Anfangszeit über die Steine beim Fasten. So kommt es zum Beispiel zu einem Durcheinander der Methoden oder einem Mangel an Disziplin. Damit dir

nicht etwas ähnliches passiert, sondern es direkt von Anfang an klappt, gebe ich dir die drei klassischen Anfängerfehler mit auf den Weg:

1. Das Methoden-Chaos

Die Methoden können untereinander zwar kombiniert werden, wie z.B. die Eat-Stop-Eat Methode mit der 16:8 Methode. Allerdings bedeutet dies nicht, dass du mit der einen Methode startest und zwei Tage später eine andere Methode ausprobierst. Vielmehr wendest du die eine Methode gemeinsam mit einer weiteren Methode an. Auf diese Weise wird vermieden, dass du nicht an einem Tag komplett fastest und am darauf folgenden Tag nur vier Stunden.

Indem du eine bestimmte Routine für deinen Alltag bekommst, kannst du auch deinen Körper darauf einstellen. Genau darum geht es letztendlich auch: Deinen Körper an einen neuen Essens-Rhythmus zu gewöhnen. Es würde daher nur alles durcheinanderbringen, wenn du plötzlich die eine Methode mit der anderen abwechselst. Kommst du mit einer Methode nicht zurecht, kannst du natürlich eine andere Methode ausprobieren.

2. Mangel an Disziplin

Fällt es dir einfach, ein neues Projekt anzugehen und es durchzuziehen? Dann ist das Intermittierende Fasten genau das Richtige für dich! Ein klassischer Anfängerfehler kann es trotzdem sein, dass es an Disziplin mangelt und du das Intervallfasten nicht durchziehen kannst. Schon nach kurzer Zeit verfällst du in deine alten Gewohnheiten zurück und vergisst dabei das Fasten. Damit dies nicht passiert, solltest du dir das Ergebnis vor Augen führen, das dich erwartet: einen schlanken Körper!

3. Kalorien-Überschuss

Kennst du deinen Kalorienbedarf und weißt, wie viele Kalorien du während der Essensphase zu dir nehmen solltest? Nur dann, wenn du unter deinem normalen Kalorienbedarf liegst, wirst du ein Kaloriendefizit herbeiführen können. Indem du dich an die Basis von frischem Gemüse und Obst hältst, kannst du das Risiko umgehen, zu viele Kalorien zu dir zu führen. Hierbei solltest du allerdings darauf achten, dass du nicht zu große Portionen verschlingst!

Ein Tipp am Rande: Versuche bei deinen Mahlzeiten, dich nicht ganz satt zu essen. Indem du deinen Bauch nur bis zu 80 Prozent füllst, kannst du in der Fastenphase mehr Energie verspüren. Auch wenn du noch einen kleinen Hunger spürst, solltest du eine Weile warten, bis du weiter isst. Auf diese Weise wirst du es ganz einfach zu einem gesunden Körpergewicht schaffen!

Kapitel 3: Intermittierendes Fasten Für Anfänger

Intermittierendes Fasten ist derzeit einer der beliebtesten Gesundheits- und Fitnesstrends der Welt.

Diese Methode wird verwendet, um Gewicht zu verlieren, die Gesundheit zu verbessern und einen gesunden Lebensstil zu erleichtern.

Viele Studien haben gezeigt, dass diese Methode eine starke Wirkung auf Körper und Gehirn haben kann und Sie ein längeres Leben geben können.

Dies ist die ultimative Anleitung für intermittierendes Fasten.

Intermittierendes Fasten ist ein Begriff für eine Diät, die Zyklen von Fast und Essen durchläuft.

Es spielt keine Rolle, welche Arten von Lebensmitteln Sie essen sollten, sondern eher, wann Sie Ihr Essen essen sollen.

In dieser Hinsicht ist es keine Diät im traditionellen Sinne. Es ist besser als Diät beschrieben.

Gemeinsame periodische Fastenmethoden reichen von einem Tag Abstinenz von 16 Stunden bis zwei Tage pro Woche Fasten für 24 Stunden.

Menschen fasten seit Anbeginn der Zeit. Manchmal war es notwendig, da es kein Essen gab. Es ist auch ein Teil der meisten großen Religionen, einschließlich des Christentums, des Islam und des Buddhismus.

Kurz gesagt, Sie werden bald zu dem Schluss kommen, dass unsere Jäger und Vorfahren keine Supermärkte oder Kühlschränke zur Verfügung hatten und nicht immer Zugang zu Nahrung hatten.

Manchmal fanden sie einfach nichts zu essen, und der Körper hat sich so entwickelt, dass unsere Vorfahren ohne Essen länger auskommen konnten.

Dies sind die beliebtesten Methoden:

Die 16/8-Methode: Wird auch Lean-Winning-Protokoll genannt. Bei dieser Methode ist das Frühstück beendet und die tägliche Diät ist auf acht Stunden begrenzt, zum Beispiel von 13.00 Uhr bis 21.00 Uhr.

Eat-Stop-Eat: Bei dieser Methode Fasten sie ein- oder zweimal pro Woche für 24 Stunden.

Die 5: 2 Diät: An zwei nicht durchgehenden Tagen pro Woche isst man nur 500-600 Kalorien. Die anderen fünf Tage isst man ganz normal.

Da Sie bei all diesen Methoden weniger Kalorien zu sich nehmen, sollten Sie so lange Fasten, wie dies den Verzehr während der Essenszeiten nicht kompensiert.

Persönlich liebe ich die 16/18 Methode. Diese ist am einfachsten anzuwenden und umzusetzen. Diese Methode ist auch die beliebteste.

Intermittierendes Fasten beeinflusst, wie Ihre Zellen und Hormone sich entwickeln

Unter der Anwendung des Fastens treten einige Dinge in ihrem Körper auf, sowohl zellulär als auch molekular.

Zum Beispiel passt Ihr Körper den Hormonspiegel an, um den Zugang zu gespeichertem Körperfett zu erleichtern.

Ihre Zellen machen auch signifikante Wiederherstellungen möglich.

Dies sind einige der Veränderungen, die während des Fastens in Ihrem Körper passieren:

Das Wachstumshormon: Die Menge dieses Hormons steigt und ist bis zu fünfmal höher. Dies hat weitere Vorteile für den Fettabbau und den Aufbau von Muskelmasse.

Insulin: Insulinempfindlichkeit verbessert und absorbiert die Insulinmenge drastisch. Geringere Mengen an Insulin ermöglichen das das gespeicherte Körperfett leichter zugänglich ist.

Zellreparatur: Während des schnellen Schlags wird der Zellreparaturprozess der sich bewegenden Zellen durchgeführt. Dies beinhaltet Autophagie, die in Ihren Zellen gespeichert wird, die alt und beschädigte Proteine verdaut und entfernt werden.

Gen-Expression: Es wird Veränderungen in der Funktion der Gene geben. Dieser Prozess ist oft mit dem Schutz vor Krankheiten und Störungen verbunden. Dies würde eine längere Lebensdauer bedeuten.

Diese Veränderungen des Hormonspiegels, der Zellfunktionen und der Genexpression sind für die gesundheitlichen Vorteile des intermittierenden Fastens verantwortlich.

Periodische Befestigung ist ein sehr effektiver Weg, um Gewicht zu verlieren

Weil Sie durch intermittierendes Fasten weniger Mahlzeiten essen, führt dies automatisch zu einer reduzierten Kalorienaufnahme.

Darüber hinaus verändert intermittierendes Fasten bestimmte Hormonspiegel, so dass ein Gewichtsverlust möglich ist.

Neben geringeren Mengen an Insulin und einem Anstieg des Wachstumshormonspiegels kann auch ein Anstieg des Noradrenalinhormon-eine Fettverbrennung ermöglichen.

Aufgrund dieser hormonellen Veränderungen, und kurzfristigem Fastens kann sogar Ihre Verdauungsrate bei etwa 3,6% liegen -also ein Anstieg um 14%.

Indem es Ihnen hilft, weniger zu essen und Ihnen hilft, mehr zu verbrennen, verursacht intermittierendes Fasten einen Gewichtverlust, indem es beide Seiten der Kaloriegleichung ändert.

Die Forschung hat gezeigt, dass intermittierendes Fasten ein sehr effektiver Weg sein kann, Gewicht zu verlieren. Studien haben gezeigt, dass durchschnittlich 3% in einer Meta-Umfrage von 2014, bis zu 8% Gewichtsverlust über einen Zeitraum von 3-24 Wochen auftreten kann.

Es ist relativ viel, besonders im Vergleich zu den meisten Studien auf dem Gebiet der Gewichtsabnahme. Laut dieser Studie sahen die Menschen ihren Taillenumfang um etwa 4% - 7%

sinken. Dies zeigt, dass sie erhebliche Mengen an schädlichem Magenfett verloren haben, das sich um die Organe ansammelt und Krankheiten verursacht. Dies nennt man das sogenannte viszerale Fett, die gefährlichste Form von Fett, die es gibt.

Es gibt auch eine Studie, die gezeigt hat, dass intermittierendes Fasten weniger Muskelverlust verursacht als die standardisierten Methoden zur kontinuierlichen Kalorienrestriktion.

Aber denken Sie daran, dass der Hauptgrund dafür ist, dass Sie auf der ganzen Linie weniger Kalorien essen.

Pikante Blumenkohlpfanne

Du brauchst:

- 1/2 Blumenkohl
- 5 Cherrytomaten
- 50 g Speck in Würfeln
- 50 g Ziegenkäse
- 1/2 rote Zwiebel
- 1/2 Knoblauchzehe
- 2 EL Ayvar
- 1 EL Creme Fraiche
- 1 EL Öl
- 1 TL Chilipulver
- Salz und Pfeffer

Zubereitung:

Wasche den Blumenkohl, zerteile ihn grob in Röschen und verarbeite ihn im Mixer zu kleinen Flocken. Halbiere die Tomaten. Hacke Zwiebel und Knoblauch klein und brate sie gemeinsam mit den Speckwürfeln in einer Pfanne mit etwas Öl an. Gib die Tomaten und den Blumenkohl dazu und lasse ihn unter Wenden braten, bis er goldbraun wird. Zerbrösele den Ziegenkäse in die Pfanne, rühre Ayvar und Creme Fraiche dazu und würze den Pfanneninhalt mit Chilipulver, Salz und Pfeffer.

Gegrillter Lacks Mit Grünkohl Verfeinert

Zutaten

- 1 Bund Mangold
- 2 Hände voll Grünkohl/Spitzkohl
- Lachsfilet
- 1 EL Zitronensaft
- 1 EL Dill
- 1 TL Senf
- Olivenöl

Zubereitung

Das Gemüse gründlich waschen und schneiden, danach in einer Backform gut verteilen. Jetzt den Ofen auf 200 Grad vorheizen. Das ganze nun mit Pfeffer, Salz und Olivenöl würzen und 6 Minuten backen.

Nun den Lachs über das Gemüse geben und mit ein wenig Olivenöl beträufeln. Nun noch einmal für ca. 8 – 10 Minuten in den Backofen. In dieser Zeit das Dressing anrühren und über das fertige Gericht geben.

Bulletproof Coffee

Zutaten:

1 TL Kerrygold-Butter

1 TL Kokosöl (ich nehme Bio Planète)

300 ml Kaffee

Zubereitung:

20 Sekunden Mixen (Stab- oder Standmixer, Schneebesen reicht nicht, um eine Emulsion herzustellen)

Genießen!
(pro Portion: 77 Kalorien, 8 g Fett, 0 g Kohlenhydrate, 0 g Eiweiß)

Erdnuss Pute Pfanne

Zutaten:

- 250g Pute

- 30g Erdnusskerne

- Lauchzwiebeln 1/4 Bund
- Knoblauchzehe

- 20g Ingwer

- EL Öl

- Salz, Pfeffer & Curry

- Gemüsebrühe

- Sojasoße
- Reis

Zubereitung:

Zunächst waschen sie das Fleisch, und nachdem sie dies trocken getupft haben schneiden sie dieses zurecht am besten in Würfel. Dann die Lauchzwiebeln waschen und in Ringe schneiden. Erhitzen sie dann etwas Öl in einer Pfanne oder in einem Wok. Danach braten sie das Fleisch richtig an, würzen dies mit Salz und Pfeffer. Dann die Gemüsebrühe und die Soja Sauce hinzugeben, und das ganze für einige Minuten aufkochen lassen. Während sie das alles machen setzen sie auch den Reis auf. Hacken sie die Erdnüsse, und schmecken sie das Curry ab. Danach geben sie die Pute auf den Reis bestreuen das ganze mit den Lauchzwiebeln und Erdnüssen.

Leichte Cheesecake-Creme Mit Johannisbeeren

Du brauchst:

- 125 ml Milch
- 100 g Magerquark
- 50 g Frischkäse
- 1/4 Pkg. Puddingpulver (Vanille)
- 1-2 TL Zucker(-ersatz)
- 50 g frische Johannisbeeren

Zubereitung:

Vermenge zunächst Magerquark und Frischkäse und wasche die Johannisbeeren. Löse das Puddingpulver durch Rühren in etwas kalter Milch. Bringe die restliche Milch in einem kleinen Topf zum Kochen, und gib unter stetigem Rühren das gelöste Puddingpulver und den Zucker(-ersatz) dazu. Nimm den Topf anschließend vom Herd und rühre die Quark-Frischkäse-Mischung ein. Gib zum Schluss die Johannisbeeren dazu, fülle die Masse in eine Schale und stelle sie für mindestens 20 Minuten kalt.

Chia-Vollkornbrot

Zutaten für 1 Brot:
300 g Weizenvollkornmehl
200 g Weizenmehl
320 ml warmes Wasser
75 g Chiasamen
½ Würfel frische Hefe
½ TL Salz

Zubereitung:
Hefe, Wasser und Salz verrühren.
Für zehn Minuten stehen lassen, bis sich die Hefe
aufgelöst hat. Nach und nach alle weiteren Zutaten
zugeben. Rund zehn Minuten lang kneten, bis ein fester
Teig entsteht. Teig in die Backform geben und mit
einem feuchten Baumwolltuch abdecken.
Zehn Minuten gehen lassen.
Für 45 Minuten bei 200°C backen.

Zubereitungszeit: 105 Minuten

Kokos-Mandel-Creme Mit Johannisbeeren (~ 650 Kcal)

100 g Mascarpone

100 g Quark

75 g Naturjoghurt

3 EL Mandelmus

3 EL Kokosraspeln

50 g Johannisbeeren

1 TL Honig

Zubereitung:

Vermengen Sie Quark, Joghurt und Mascarpone mit Honig und Mandelmus. Rühren Sie die Kokosraspeln ein, waschen Sie die Johannisbeeren und garnieren Sie die süße Creme damit.

Pilz-Lauchsuppe

Portionen: 1
Nährwerte je Portion:
Kcal: 113, Eiweiß: 8 g, Fett: 5 g, Kohlenhydrate: 8 g
Zutaten
½ Stange Lauch
75 g Champignons
200 ml Geflügelbrühe
50 ml Kondensmilch (Fettgehalt: 4 %)
Petersilie
¼ EL Rapsöl
Salz
Pfeffer
Zubereitung

1.   Lauch gründlich putzen, in Streifen schneiden.
2.   Öl in einen Topf geben, Lauch zufügen, andünsten.
3.   Ablöschen mit Gemüsebrühe.
4.   Champignons putzen, Stielenden abschneiden. Die Pilze abspülen, in Scheiben schneiden.
5.   Die Pilze zum Lauch geben, das Ganze 10 Minuten bei kleiner Hitze köcheln lassen.
6.   Kondensmilch zugießen, alles mit dem Pürierstab zu einem feinen Püree verarbeiten.
7.   Petersilie abbrausen, trocken schütteln, hacken, zur Suppe geben.
8.   Mit Salz, Pfeffer würzen.

Herzhafte Crêpes

Zutaten:
4 Eier (M)
5 EL Proteinpulver
1 EL Wasser
Kochschinken
Hüttenkäse
Schnittlauch
Salz, Pfeffer

Zubereitung:
Eier, Proteinpulver und Wasser solange miteinander verrühren, bis eine cremige Masse entsteht.
Crêpe in heißem Öl ausbacken.
Schnittlauch klein schneiden und unter den Hüttenkäse heben.
Salzen und pfeffern.
Kochschinken würfeln.
Gemeinsam mit den Crêpes und dem Hüttenkäse servieren.

Joghurt Mit Chia Und Beeren

(400 kcal, 9 g Eiweiß, 4 g Kohlenhydrate, 0,3 g Fett)

Zutaten:

100 g Joghurt (natur, frisch)
20 g Beeren
2 TL Chiasamen
Honig

Zubereitung:

Fülle den Joghurt in eine Schüssel und vermenge ihn mit den Beeren. Streue 2 TL Chia darüber und schmecke ihn mit Honig ab.

Lachssuppe Mit Gemüse

Zutaten für 4 Portionen:
1,2 l Fischfond
600 g Lachsfilet
250 g Sellerie
2 Möhren
1 Lauchstange
1 Knoblauchzehe
1 Bund Petersilie
2 Lorbeerblätter
2 EL Crème Fraîche
2 EL Butter
1 EL Kapern
1 EL Tomatenmark
1 TL Thymian
Meersalz, Pfeffer

Zubereitung:
Lauch, Sellerie und Möhren putzen und in feine Streifen schneiden.
In heißer Butter kurz andünsten.
Knoblauch schälen und fein hacken.
Gemeinsam mit den Lorbeerblättern, Tomatenmark, Thymian und Petersilienstängeln zum Gemüse geben.
Mit dem Fischfond ablöschen und für 15 Minuten köcheln.

In der Zwischenzeit den Lachs waschen, trocken tupfen und in mundgerechte Stückchen schneiden. Zur Suppe geben und fünf Minuten gar ziehen lassen. Lorbeerblätter und Petersilienstängel herausnehmen. Kapern und Crème Fraîche unterrühren. Suppe mit Salz und Pfeffer abschmecken. Bei Bedarf mit gehackter Petersilie servieren.

Zubereitungszeit: 35 Minuten

Fischfilet Auf Gemüse

Portionen: 4
Nährwerte je Portion:
Kcal: 294, Eiweiß: 45 g, Fett: 8 g, Kohlenhydrate: 5 g
Zutaten
4 küchenfertige Fischfilets
2 Karotten
1 Lauchstange
150 g Sellerie
100 ml trockener Weißwein
100 ml Gemüsebrühe
3 EL saure Sahne
1 EL Rapsöl
1 EL mittelscharfer Senf
Salz
Pfeffer
etwas Zucker
Speisestärke
Zitronensaft
Zubereitung

1.   Backofen auf 200 °C vorheizen, eine flache Auflaufform leicht fetten.
2.   Fischfilets abspülen, trocken tupfen, mit Zitronensaft beträufeln. Würzen mit Salz, Pfeffer.
3.   Die Filets in die Auflaufform legen, Weißwein zugeben, die Form in den Backofen stellen, 10 Minuten garen lassen.

4. Karotten, waschen, evtl. schälen, in Streifen schneiden.

5. Sellerie waschen, schälen, ebenfalls in Streifen schneiden.

6. Lauch putzen, längs halbieren, abspülen, in Streifen schneiden.

7. Rapsöl in eine Pfanne geben, das Gemüse zufügen, andünsten. Mit Gemüsebrühe ablöschen.

8. Pfanne mit Deckel versehen, das Gemüse bissfest garen lassen.

9. Fisch aus dem Ofen nehmen, warm stellen.

10. Den Fischsud zum Gemüse geben.

11. Senf, Speisestärke und saure Sahne zufügen, alles gründlich vermischen.

12. Das Ganze köcheln lassen.

13. Zucker zugeben, mischen.

Spiegelei Mit Spargel

Zutaten:
2 Eier (M)
200 g grüner Spargel
Frische Kresse
Salz, Pfeffer, Muskat
1 EL Zucker
1 EL Butter

Zubereitung:
Spargelenden abschneiden.
Wasser zum Kochen bringen.
Salz, Zucker und Butter hinzugeben.
Spargel für neun bis zehn Minuten im heißen Wasser garen.
Eier in einer Pfanne braten.
Mit Salz, Pfeffer und Muskat.
Spargel abtropfen lassen.
Eier und Spargel mit gehackter Kresse servieren.

Steak Mit Salat

(500 kcal, 22 g Eiweiß, 0 Kohlenhydrate, 4,5 g Fett)

Zutaten:

100 g Rindersteak (frisch, mager)
1 Kopf Salat (nach Belieben)
Oregano (getrocknet, gerebbelt)
Apfelessig
Albaöl
Salz und Pfeffer

Zubereitung:

Brate das Steak in einer Pfanne mit etwas Albaöl an, achte besonders auf die Bratzeit.
Du erkennst den Garstatus, indem du mit einem Pfannenheber auf das Fleisch drückst, es soll leicht federn.
Wasche den Salat und zupfe ihn zurecht.
Gib 3 EL Albaöl, 3 EL Essig und etwas Oregano in ein Glas und verrühre es gründlich.
Lege das Fleisch auf einen Teller und den Salat in eine Schüssel.
Gieße nun das Dressing über den Salat.

Paprikasuppe

Zutaten für 4 Portionen:
1 l Gemüsebrühe
200 g Crème Fraîche
6 Paprikaschoten
2 Möhren
2 Schalotten
½ Sellerieknolle
2 EL Tomatenmark
2 Lorbeerblätter
2 Sternanis
3 EL Olivenöl
Muskat, Meersalz, Pfeffer

Zubereitung:
Paprika waschen, putzen und würfeln. Schalotten, Sellerie und Möhren schälen und klein schneiden. Gemüse in heißem Olivenöl glasig anbraten. Tomatenmark unterrühren und kurz mitbraten. Mit der Gemüsebrühe ablöschen. Lorbeerblätter und Sternanis dazu geben. Für 20 Minuten köcheln. Paprikasuppe mit Salz, Pfeffer und Muskat abschmecken und anschließend fein pürieren. Vor dem Servieren die Crème Fraîche unterheben.

Zubereitungszeit: 40   Minuten

Rohkost-Sticks Mit Dip (~ 150 Kcal)

1 Karotte

1/2 Kohlrabi

1/4 Gurke

1/2 gelbe Paprika

1 Selleriestange

25 g Kräuterfrischkäse

25 g Quark

1 EL gehackter Schnittlauch

1 TL Zitronensaft

Salz und Pfeffer

Zubereitung:

Schälen Sie Karotte, Kohlrabi und Gurke und waschen Sie Paprika und Sellerie. Schneiden Sie das Gemüse in Streifen. Vermengen Sie für den Dip den Frischkäse mit dem Quark, dem Schnittlauch und dem Zitronensaft und würzen Sie mit Salz und Pfeffer.

Tipp: Viele Gemüsesorten, die meist gekocht verspeist werden, können auch roh gegessen werden. In diesem Zustand sind Sie besonders reich an Vitaminen und Vitalstoffen. So können Sie z.B. auch Brokkoli- und Blumenkohlstücke, Zucchini, Champignons oder rote Beete roh dippen und genießen.

Fladenbrot Mit Füllung

Zutaten
500 g Kartoffeln
185 g Weizenmehl
185 g Vollkornweizenmehl
110 g zimmerwarme Butter
60 ml Olivenöl
250 ml warmes Wasser
1 grüne Chilischote
½ Zwiebel
1 EL Zitronensaft
½ EL Currypulver
2 TL Salz
Zubereitung

1.   Kartoffeln waschen, schälen, stückeln.
2.   Wasser in einen Topf gießen, Kartoffelstücke zufügen, garen.
3.   Weizenmehl und Weizenvollkornmehl in eine Schüssel geben. 80 g der zimmerwarmen Butter, 1 TL Salz, Öl und 250 ml warmes Wasser zugeben, vermischen. Schüssel abdecken, 30 Minuten ruhen lassen.
4.   Zwiebel abziehen, hacken. Chilischote waschen, halbieren, entkernen, hacken.
5.   Die restliche Butter in eine beschichtete Pfanne geben, erhitzen.
6.   Zwiebel zufügen, anbraten. Zitronensaft, Curry und Chili zugeben, 1 Minute braten.

7.   Kartoffeln und 1 TL Salz zufügen, mischen, braten, dann Pfanne vom Herd nehmen, das Ganze abkühlen lassen.

8.   Aus dem Teig 16 Fladen ausrollen.

9.   Die Hälfte der Fladen mit der Kartoffelmischung bestreichen, die andere Hälfte auf die Fladen legen, die Ränder fest andrücken.

10.   In eine beschichtete Pfanne etwas Öl geben, erhitzen.

11.   Die Fladenbrote zufügen, beide Seiten goldbraun braten.

Kirsch-Rhabarbermarmelade

Zutaten:
200 g Rhabarber
100 g Sauerkirschen
100 g Gelier-Zucker
1 EL Wasser

Zubereitung:
Rhabarber schälen und in Stücke schneiden.
Sauerkirschen waschen und entsteinen.
Beide Zutaten mit dem Wasser erwärmen.
Anschließend den Gelier-Zucker zugeben.
Für zehn Minuten kochen lassen.
Marmelade heiß in ein Glas abfüllen.

Gemüsebrühe

(267 kcal, 15,4 g Kohlenhydrate, 9,3 g Protein, 0 g Fett)

Zutaten:
Gemüse (nach Belieben auch Reste vom Vortag)
1   Lorbeerblatt

Zubereitung:
Hierfür eignen sich besonders gut Gemüsereste. Wasche diese gründlich ab und gieße sie mit Wasser

auf, ein Lorbeerblatt hinzugeben. 45 Minuten köcheln, dann durch ein Sieb abgießen. Über einen Fastentag verteilt kann man davon beliebig viel trinken.

Fruchtig-Herzhafte Hähnchenbrust

Zutaten für 4 Personen:
4 Hähnchenbrustfilets
1 Apfel
2 Zwiebeln
1 Limette
250 g getrocknete Açai-Beeren
150 ml Orangensaft
300 ml Gemüsebrühe
3 EL Senf
Salz, Pfeffer, Currypulver

Zubereitung:
Äpfel und Zwiebeln schälen und würfeln.
Gemeinsam mit den Hähnchenfilets in heißem Öl
anbraten. Mit der Gemüsebrühe und dem Orangensaft
ablöschen. Mit dem Limettensaft, Salz, Pfeffer und
Currypulver abschmecken. Açai-Beeren zugeben.
Für weitere zehn Minuten köcheln lassen, bis sich die
Soße reduziert hat. Mit Reis oder Glasnudeln servieren.

Zubereitungszeit: 40 Minuten

Überbackene Champignons (~ 225 Kcal)

4 große Champignons

1 EL Creme Fraiche

25 g geriebener Gouda

1/3 rote Paprika

1 EL Mais

1 EL Erbsen

1 TL Zitronensaft

1 EL gehackte Walnüsse

Salz und Pfeffer

Zubereitung:

Heizen Sie den Ofen auf 170 °C Ober-/ Unterhitze vor. Waschen Sie die Champignons gründlich und entfernen Sie den Strunk. Vermengen Sie Creme Fraiche mit Zitronensaft, den gehackten Walnüssen, dem Mais und den Erbsen. Waschen Sie die Paprika, schneiden Sie sie in Würfel und mengen Sie diese zur Creme Fraiche-Mischung, die Sie nun mit Salz und Pfeffer würzen. Füllen Sie die Champignons mit der Masse und bestreuen Sie sie mit dem Gouda, bevor Sie sie auf einem mit Backpapier ausgelegten Blech platzieren und für etwa 20 Minuten im Ofen backen. Die Champignons sind fertig, wenn der Gouda geschmolzen ist und beginnt, sich braun zu verfärben.

Kürbisnudeln

Portionen: 4
Nährwerte je Portion:
Kcal: 252, Eiweiß: 12 g, Fett: 14 g, Kohlenhydrate: 16 g,
Ballaststoffe: 13 g
Zutaten
1 Butternutkürbis (Gewicht: ca. 600 g)
4 Mangolde
2 Knoblauchzehen
2 Zwiebeln
2 Limetten
300 ml Kochsahne
4 TL Rapsöl
2 TL Puderzucker
Salz
gemahlene Muskatnuss
Pfeffer
Zubereitung

1.   Limetten waschen, auspressen, Saft auffangen.
2.   Mangolde in Blätter und Stiele trennen, beides
waschen, abtropfen lassen.
3.   Die Mangoldstiele in 3 cm große Stücke
schneiden.
4.   2 TL Rapsöl in eine beschichtete Pfanne geben,
Mangoldstielstücke zufügen, unter Rühren anbraten.
5.   Puderzucker über die Mangoldstiele stäuben,
Hitze reduzieren, den Puderzucker karamellisieren
lassen. Würzen mit Pfeffer, abschmecken mit

Limettensaft. Topf mit Deckel versehen, Herd ausschalten. Topf auf der Herdplatte lassen und das Ganze 10 Minuten ruhen lassen.

6.   Wasser in einen Topf gießen, Salz zufügen, das Salzwasser zum Kochen bringen, Mangoldblätter hineingeben, blanchieren, bis die Blätter zusammengefallen sind, dann in ein Sieb schütten, Blätter mit den Händen ausdrücken und hacken.

7.   Knoblauch, Zwiebeln abziehen, würfeln.

8.   In eine beschichtete Pfanne 2 TL Rapsöl geben, erhitzen. Knoblauch, Zwiebeln zufügen, anschwitzen.

9.   Mangold zugeben. Kochsahne zugießen, ablöschen und aufkochen lassen, mit Salz, Pfeffer und Muskat würzen.

10.   Kürbis schälen, mit einem Spiralschneider den Kürbis zu Nudeln verarbeiten.

11.   Einen Topf mit Salzwasser zum Kochen bringen. Kürbisnudeln zufügen, etwa 3 Minuten kochen lassen, bis die Nudeln al dente sind.

12.   Nudeln abgießen, mit Mangoldstielen und Sahnesoße servieren.

Low Carb - Toastbrot

Zutaten:
250 ml Buttermilch
2 EL Butter
3 Eier (M)
5 EL Kokosmehl
5 EL Proteinpulver
2 EL Chiasamen
2 TL Essig
1 TL Salz

Zubereitung:
Alle Zutaten miteinander verrühren, bis ein leicht klebriger Teig entsteht.
Fertigen Teig in eine Kastenform füllen.
Im vorgeheizten Ofen bei 175°C für 45 bis 50 Minuten backen.

Kidney-Bohnen-Mole

Zutaten für eine Portion:
190 g gehackte Tomaten (Dose)
150 g Kindey-Bohnen (Dose)
150 ml Gemüsebrühe
1 Knoblauchzehe
1 Backkartoffel
1 Thai-Chilischote
½ rote Paprika
¼ rote Zwiebel
2 TL Erdnussbutter
1 TL Sesam
1 TL Ingwer
1 TL Olivenöl
1 TL Kurkuma
1 TL Kreuzkümmel
1 Gewürznelke
1 TL brauner Zucker
Zimt

Zubereitung:
Backkartoffel in Alufolie einwickeln.
Bei 200° C für 45 bis 60 Minuten backen.
Zwiebel, Knoblauch und Thai-Chili putzen und fein hacken.
In Olivenöl glasig braten.
Nach und nach Kurkuma, Kreuzkümmel, die Gewürznelke und Ingwer zugeben.

Unter Rühren weitere zwei Minuten anschwitzen.
Alle übrigen Zutaten, außer die Petersilie, unterrühren.
Für 45 Minuten köcheln.

Zubereitungszeit: 75 Minuten

Putensalat Mit Verlorenen Eiern

Portionen: 4
Nährwerte je Portion:
Kcal: 260, Eiweiß: 29 g, Fett: 10 g, Kohlenhydrate: 11 g,
Harnsäure: 148 mg
Zutaten
300 g Putenbrustfilet
150 g Gewürzgurken
4 Eier
2 Äpfel
2 Stangen Staudensellerie
1 Bund Schnittlauch
200 g Magermilchjoghurt
1000 ml Wasser
1 EL Öl
2 EL Weißweinessig
1 TL Meerrettich, aus dem Glas
Salz
Pfeffer
Zitronensaft
Zubereitung

1.   Putenbrustfilet abspülen, trocken tupfen, mit
Salz, Pfeffer würzen.
2.   Öl in einer beschichteten Pfanne erhitzen, Filet
zufügen, von beiden Seiten scharf anbraten. Hitze
reduzieren, das Filet garen lassen.
3.   Sellerie waschen, in Scheiben schneiden.

4. Apfel waschen, schälen, würfeln. Zitronensaft über die Würfel träufeln.

5. Gurken würfeln.

6. Joghurt und Meerrettich in eine Schüssel geben, verrühren.

7. Apfel und Gurken zufügen, mischen.

8. Das gegarte Filet stückeln.

9. Schnittlauch abbrausen, trocken schütteln, hacken.

10. Schnittlauch und die Hälfte der Fleischstücke zum Salat geben, mischen.

11. Würzen mit Salz, Pfeffer und Zitronensaft.

12. Das Wasser in einen Topf gießen, Essig zufügen, zum Kochen bringen. Hitze reduzieren.

13. Die Eier vorsichtig aufschlagen. Das Innere der Eier gemächlich und vorsichtig in das heiße Wasser geben.

14. Die verlorenen Eier 3 Minuten garen.

15. Die Eier mit einem Schaumlöffel aus der Wasser-Essig-Mischung holen, abtropfen lassen.

16. Auf jeden Salatteller ein Ei geben, mit Selleriegrün und Schnittlauch bestreuen.

Mediterrane Quinoa Suppe

Zutaten:
100 Gramm Hähnchenbrust
2 Karotten, gehackt
1 Sellerie Stange, gehackt
1 rote Zwiebel, gehackt
½ Tasse Quinoa
6 Tassen Wasser
10 schwarze Oliven, entkernt und halbiert
Salz und Pfeffer zum Abschmecken
Frische Petersilie oder Koriander, zum servieren
Zitronensaft, zum Servieren

Zubereitung:
Hähnchenbrust in einen tiefen Topf mit Wasser legen.
Zwiebel, Karotten und Sellerie schneiden und hinzufügen.
Topf bei mittlerer Hitze zum Kochen bringen.
Oliven entkernen und halbieren.
Quinoa mit Wasser abspülen.
Quinoa und Oliven einrühren.
Bei niedriger Hitze für 30 Minuten garen lassen.
Hähnchen aus dem Topf entnehmen, 10 Minuten abkühlen lassen.
Hähnchen schnetzeln und wieder in den Topf dazugeben.
Salz und Pfeffer zum Abschmecken.
Petersilie und Koriander drüberstreuen.

Etwas Zitronensaft träufeln.

Pancakes

Für 2-4 Pfannkuchen

Zutaten:
Für die Pfannkuchen:
60 g Frischkäse
2 Eier
½ EL Zucker (alternativ Süßstoff)
½ TL Zimt

Zubereitung:
Alle Zutaten in eine Schüssel geben und mit dem Mixer zu einem glatten Teig verrühren. 5 Minuten ruhen lassen.
Etwas Butter oder Öl in einer Pfanne erhitzen und den Teig nach gewünschter Pancake-Größe in die Pfanne geben.
Von beiden Seiten kurz braten bis der Teig fest ist. Um den Geschmack zu variieren können Sie die Pancakes zusammen mit verschiedenen Obstsorten wie Äpfeln, Bananen, Blaubeeren, Erdbeeren, Himbeeren, etc. genießen.

Stellen Sie Auch Sicher, Dass Sie Dies Beachten

Pro Portion (1 gefüllte Paprika Hälfte ((von 12)) - Kalorien: 163, Gesamtfett: 6g, Natrium: 173 mg, Kohlenhydrate: 23g, Ballaststoffe: 8g, Zucker: 2g, Protein: 6g
Zimtschnecke Caulioats

Diese Zimtbrötchen sind das perfekte Frühstück! Diese Caulioats sind vollgepackt mit Gemüse, Protein und Ballaststoffen und sind glutenfrei, vegan, paleo, ganze 30 zugelassene Datteln. Diese haben sogar Zuckerguss!

Zutaten

☐ 1 1/2 Tassen gekochter Blumenkohl Reis gekühlt
☐ 1 Schaufel Vanilleproteinpulver Ich habe Vega One Performance Protein verwendet
☐ 1 / 2-3 / 4 Tasse Milch je nach Proteinpulver
☐ 1 1/2 TL Zimt
☐ 1-2 EL. Rosinen
☐ 1-2 EL. Walnüsse gehackt
☐ 1 EL. Kokosnussbutter
Einfacher Blumenkohl Gebratener Reis

• 4 Teelöffel Sesamöl geteilt

• 1/2 gelbe Zwiebel fein gewürfelt

• 2 große Knoblauchzehen gepresst oder zerkleinert

• 2 Pakete 12 Unzen jedes Green Giant Riced Blumenkohl Medley

- 1/2 Teelöffel gemahlener Ingwer

- 1 Teelöffel Paprikaflocken weglassen, wenn Sie es nicht würzig wollen

- 2 geschlagene Eier

- 2 Esslöffel Sojasauce oder Tamari, wenn glutenfrei

- 2 Esslöffel geschnittene grüne Zwiebeln

- 1/2 - 1 Esslöffel Limettensaft

- 2 Esslöffel gehackter Koriander

Herzhafte Crêpes

Zutaten:
4 Eier (M)
5 EL Proteinpulver
1 EL Wasser
Kochschinken
Hüttenkäse
Schnittlauch
Salz, Pfeffer

Zubereitung:
Eier, Proteinpulver und Wasser solange miteinander verrühren, bis eine cremige Masse entsteht.
Crêpe in heißem Öl ausbacken.
Schnittlauch klein schneiden und unter den Hüttenkäse heben.
Salzen und pfeffern.
Kochschinken würfeln.
Gemeinsam mit den Crêpes und dem Hüttenkäse servieren.

Avocado-Schnitte

Zeitaufwand: 5 Minuten

Nährwertangaben pro Portion:
Kcal: 304
Protein: 10g
Fett: 15g
Kohlenhydrate: 32g

Zutaten für 2 Portionen:
2 Scheiben Vollkornbrot
200g Tomaten
200g Gurken
1 Avocado
Zitronensaft, Salz, Pfeffer

Zubereitung:
1. Das Fruchtfleisch der Avocado von Schale und Kern trennen und in Scheiben schneiden.
2. Avocado-Scheiben mit kleingeschnittenen Tomaten und Gurken auf das Brot legen und mit etwas Zitronensaft, Salz und Pfeffer bestreuen.

Asiatische Garnelen-Miso-Suppe

Zutaten für 1-2 Portionen
500 ml Wasser
2 EL Miso-Gewürzpaste
4 Shiitakepilze, geviertelt
50 g Pak Choi, in Scheiben geschnitten
50 g Riesengarnelen, geschält
35 g asiatische Soba-Nudeln
1 EL Sojasauce
1 EL Koriander. kleingehackt
½ rote Chili, kleingehackt
Nährwertangaben pro Portion
Kcal: 255 kcal; Kohlenhydrate: 39 g; Fett: 2,5 g; Eiweiß:
16 g
Zubereitung
500 Milliliter Wasser in einem Topf zum Kochen
bringen. Die Miso-Paste unterrühren.
Shiitakepilze und Pak Choi hinzufügen und für 4-5
Minuten köcheln lassen, bis beides weich ist.
Riesengarnelen schälen, hinzufügen und für 1-2
Minuten in der Suppe köcheln lassen.
Die Suppe von der Herdplatte nehmen, Soba-Nudeln
und Sojasauce hinzufügen und nach Bedarf mit Salz
und Pfeffer abschmecken.
Die Garnelen-Miso-Suppe auf tiefen Tellern anrichten,
mit Koriander und Chili garnieren und heiß servieren.

Obst Mit Kefir

Zutaten:
2 Bananen
1EL Leinsamen
2 Kiwis

1TL
200ml Kefir

Zitronensaft

Zubereitung:
1.Bananen und Kiwi schälen, in kleine Stücke schneiden
, mit Zitronensaft beträufeln
und in eine kleine Schale geben.
2.Abschließend
Leinsamen und Kefir hinzugeben und gut mischen.

Protein-Pancakes

Portionen: 2 Portionen
Zeitaufwand: 15 Minuten
Nährwertangaben: ca. 700 kcal

Zutaten:
4 Eier
200 g Frischkäse
50 g Sojamehl
100 g Beeren gemischt
2 EL Proteinpulver

Zubereitung:
1.   Mit einem Mixer Frischkäse und Eier vermengen und das Sojamehl langsam dazugeben. Zum Süßen 2 EL Proteinpulver mit der Masse vermengen (alternativ auch Honig möglich).

2.   Die Masse in der Pfanne anbraten, herausnehmen und mit Beeren garnieren.

Chili Sin Carne

Zutaten für 6 Personen:
500 ml Gemüsebrühe
500 g passierte Tomaten
200 g Kidneybohnen
150 g Mais
100 g Grünkern
1 Zwiebel
2 Paprika
1 Knoblauchzehe
1 Chilischote
4 EL Tomatenmark
2 TL Kreuzkümmel
Salz, Pfeffer

Zubereitung:
Grünkerne im Mixer schroten.
Knoblauch und Zwiebeln schälen und klein hacken.
Paprika und Chili waschen und würfeln.
Gemüse in heißem Öl für drei Minuten dünsten.
Mit der Gemüsebrühe und den passierten Tomaten ablöschen.
Grünkernmehl und Kreuzkümmel unterheben.
Mit Salz und Pfeffer abschmecken.
Für 25 Minuten köcheln.
Kidneybohnen und Mais zugeben.
Weitere fünf Minuten köcheln.

Zubereitungszeit: 45 Minuten

Thunfisch-Pizza

Portionen: 1 Pizza
Zutaten
Teig
2 EL gemahlene Mandeln
2 Eier
2 Dosen Thunfisch
Salz
Pfeffer
Belag
10 Kirschtomaten
250 g frischer Spinat
80 g geriebener Käse
Soße
1 Dose stückige Tomaten (wir brauchen 150 g)
40 g Tomatenmark
1 EL Olivenöl
½ Knoblauchzehe
1 Stengel Basilikum
Oregano
Salz
Pfeffer
Chiliflocken
Zubereitung

1.   Backofen auf 200 °C vorheizen, Backblech mit Backpapier auslegen.

2.   Die Eier in einer Schüssel aufschlagen. Mandeln und Thunfisch zufügen, würzen mit Salz, Pfeffer.

3.   Das Ganze zu einem glatten Teig verarbeiten.

4.   Den Teig auf dem Backblech zu einem Kreis verstreichen, im Ofen 7 Minuten backen.

5.   Basilikum abbrausen, trocken schütteln, Blättchen abzupfen, grob zerkleinern.

6.   Knoblauch abziehen, durch die Presse pressen.

7.   Die Tomaten in einen Topf geben, erwärmen.

8.   Tomatenmark zufügen, mischen.

9.   Knoblauch zufügen, mischen.

10.   Würzen mit Salz, Pfeffer, Basilikum und Oregano, mit Chiliflocken pikant abschmecken.

11.   Kirschtomaten waschen, halbieren.

12.   Spinat waschen, abtropfen lassen.

13.   Den Pizzaboden aus dem Backofen nehmen, die heiße Tomatensoße über den Boden geben, verstreichen.

14.   Darüber die Tomatenhälften und den Spinat verteilen.

15.   Über die Pizza den Käse streuen.

16.   Die Pizza zurück in den Backofen und weitere 8 Minuten backen lassen.

Honig Salat

Zutaten:
1 TL Honig
3 Tassen Feldsalat
3 Zwiebeln
1 rote Paprikaschote
7 Cherrytomaten
2 Karotten
1 EL Olivenöl
1 TL Senf
6 cl Balsamico
Salz, Zucker und Pfeffer

Zubereitung:
Zwiebeln in Olivenöl anbraten.
Paprika schneiden und dazugeben.
Salz, Zucker und Pfeffer in der Pfanne rösten.
Karotten und Cherrytomaten schneiden.
Olivenöl, Senf, Honig und Balsamico mit etwas Salz und Pfeffer vermischen.
Zwiebeln und Paprika zum Salat hinzufügen und mit Dressing toppen.

Lachsfilet Auf Blattspinat

Für 4 Personen

Zutaten:
500g Blattspinat (am besten aus der TK)
4 Lachsfilets
1 Zwiebel
3 Knoblauchzehen
Salz
Pfeffer

Zubereitung:
Den Lachs und den Blattspinat rechtzeitig aus dem Gefrierfach nehmen und auftauen lassen. Den Backofen auf 180 Grad vorheizen (Umluft ca. 160 Grad).
Die Zwiebel und die Knoblauchzehen klein schneiden und kurz in einem Topf anbraten. Über den Blattspinat geben und gut durchmischen. Die Lachsfilets mit Salz und Pfeffer und in eine große Auflaufform legen.
Die Mischung aus Blattspinat, Zwiebeln und Knoblauchzehen um die Lachsfilets herum positionieren und das Ganze ca. 25 Minuten im Ofen garen.

Spiegelei Mit Spargel

Zutaten:
2 Eier (M)
200 g grüner Spargel
Frische Kresse
Salz, Pfeffer, Muskat
1 EL Zucker
1 EL Butter

Zubereitung:
Spargelenden abschneiden.
Wasser zum Kochen bringen.
Salz, Zucker und Butter hinzugeben.
Spargel für neun bis zehn Minuten im heißen Wasser garen.
Eier in einer Pfanne braten.
Mit Salz, Pfeffer und Muskat.
Spargel abtropfen lassen.
Eier und Spargel mit gehackter Kresse servieren.

Fitness-Brötchen

Zeitaufwand: 3 Minuten

Nährwertangaben pro Portion:
Kcal: 65
Protein: 8g
Fett: 10g
Kohlenhydrate: 5g

Zutaten für 1 Portion:
1 Eiweißbrötchen
2 Scheiben Hähnchenbrust
2 Salatblätter
½ Radieschen

Zubereitung:

1. Das Brötchen aufschneiden und Hähnchenbrustscheiben, kleingeschnittenes Radieschen und Salatblätter einlegen und Brötchen wieder zusammenklappen.

Putenburger „Asia"Mit Eingelegtem Rotkohl

Zutaten für 4 Portionen
½ Kopf Rotkohl, in feine Streifen geschnitten
1 Limette. ausgepresst
3 EL Reisweinessig
4 Putenbrustfilets, gewürfelt
Etwas Ingwer, gerieben
1 BundFrischer Koriander, kleingehackt
½ Stange Zitronengras
1 TL Sesamöl
2 EL Sriracha-Sauce
4 EL Paniermehl
1 TL Sojasauce
Einige Salatblätter nach Belieben
Nährwertangaben pro Portion
Kcal: 231 kcal; Kohlenhydrate: 16,6 g; Fett: 2,8 g;
Eiweiß: 33,2 g
Zubereitung
Den Backofen auf 220° C vorheizen.
Rotkohl, Limettensaft, Reisweinessig in einer großen Schüssel vermengen, mit Salz und Pfeffer abschmecken und für 20-25 Minuten bei Raumtemperatur ziehen lassen.
Putenbrustfilets, Ingwer, Koriander und Zitronengras in einen Mixer geben und auf höchster Stufe für einige Sekunden verblenden und zerkleinern. Sesamöl, Sriracha, Paniermehl und Sojasauce unterrühren.

Aus der Masse vier gleich große Burger-Patties formen, die Patties auf ein mit Backpapier ausgelegtes Backblech legen und für 15-18 Minuten goldbraun backen.

Die fertigen Patties auf den Salatblättern platzieren, den marinierten Rotkohl darüber verteilen und umgehend genießen.

Griechischer Joghurt

Zutaten:
40 g Walnüsse
2 TL Zitronensaft
2 Äpfel
2 Vanilleschoten
400g griechischer Joghurt
beliebige Beeren

Zubereitung:
1.Die   Nüsse in klein hacken,   das
Obst waschen und in kleine Stücke schneiden.
2.
Eine fettfreie Pfanne erhitzen und die Nüsse leicht anrö
sten.
3.Das Mark der Vanilleschote auskratzen,
mit dem Joghurt vermischen,
Beeren, Äpfel und Zitronensaft hinzugeben und gut mis
chen.

Gemüse-Reis

Portionen: 1 Portion
Zeitaufwand: 30 Minuten
Nährwertangaben: ca. 450 kcal

Zutaten:
300 ml Gemüsebrühe
250 g Karotten
100 g Reis
80 g Lauchzwiebeln
2 EL Apfel-Meerrettichsauce
1 TL Rapsöl
1 Prise Zucker
Salz, Pfeffer

Zubereitung:
1.   Reis in einer Pfanne mit Rapsöl kurz anbraten, Gemüsebrühe hinzugeben und köcheln lassen. Währenddessen Karotten schneiden und mit einer Prise Zucker in die Pfanne geben. Bei geringer Hitze nun 10 Minuten weiterköcheln lassen.

2.   Unterdessen Lauchzwiebeln in dünne Röllchen schneiden, zu der Reismischung geben und weitere 10 Minuten garen. Abschließend die Apfel-Meerrettichsauce und Gewürze hinzugeben.

Aprikosen-Muffins

Zutaten für 8 Personen:
300 g Mehl
125 g brauner Zucker
125 ml Rapsöl
250 g Sojajoghurt
10 reife Aprikosen
3 TL Weinsteinbackpulver

Zubereitung:
Aprikosen waschen, entsteinen und in Spalten
schneiden.
Mehl, Backpulver und Zucker mischen.
Öl und Joghurt unterrühren, bis ein glatter Teig
entsteht.
Aprikosenspalten unterheben.
Teig in Muffinformen füllen.
Bei 175°C für 35 Minuten backen.

Zubereitungszeit: 50 Minuten

Erfrischender Smoothie

Portionen: 1
Zutaten
½ Banane
200 g Wassermelone
1 Kiwi
Zubereitung

1.   Melone schälen, grob stückeln.
2.   Kiwi und Banane schälen, stückeln.
3.   Das Obst in einen Mixer oder Smoothiemaker geben, pürieren.

Gewürzter Kokos Reis

Zutaten:
2 EL Kokosöl
1 TL Kümmel
2 Gewürznelken
1 Zimtstange
3 Kardamom Schoten
2 braunen Basmatireis
3 Tassen Wasser

Zubereitung:
2-3 Tassen braunen Reis in Wasser mit jeweils 1 EL
Essig und Zitronensaft.
für 5 Stunden vor Kochbeginn einlegen.
Öl in einem mittelgroßen Kochtopf einschmelzen.
Kümmel hinzufügen und für 3 Minuten anbraten.
Reis mit restlichen Gewürzen und Hühnerbrühe
hinzufügen.
Abdecken und köcheln lassen.
Bei kleiner Hitze so lange kochen bis das Wasser
verdunstet ist (10-15 Minuten).

Lachs Mit Brokkoli-Rahm

Für 2 Personen

Zutaten:
400 g Lachsfilet
1 Brokkoli
5 El Öl
150 ml Schlagsahne
50 ml Wasser
Salz, Pfeffer
½ Zitrone

Zubereitung:
Den Brokkoli gut waschen und in Röschen teilen. Stiel großzügig schälen und klein würfeln. Alles in einem ausreichend großen Topf mit 3 El Öl andünsten. Sahne und 50 ml Wasser dazu geben und mit Salz und Pfeffer würzen. Zugedeckt aufkochen und bei mittlerer Hitze ca. 8 Minuten dünsten. Inzwischen das Lachsfilet halbieren und auf beiden Seiten salzen. Eine beschichtete Pfanne mit 2 El Öl stark erhitzen und den Lachs darin von jeder Seite 2-3 Minuten braten. Zitrone in Spalten schneiden. Brokkoli mit dem Lachs anrichten, mit Pfeffer bestreuen und mit den Zitronenspalten dekorieren.

Kirsch-Rhabarbermarmelade

Zutaten:
200 g Rhabarber
100 g Sauerkirschen
100 g Gelier-Zucker
1 EL Wasser

Zubereitung:
Rhabarber schälen und in Stücke schneiden.
Sauerkirschen waschen und entsteinen.
Beide Zutaten mit dem Wasser erwärmen.
Anschließend den Gelier-Zucker zugeben.
Für zehn Minuten kochen lassen.
Marmelade heiß in ein Glas abfüllen.

Hühnchen-Wrap Madagaskar

Zeitaufwand: 15 Minuten

Nährwertangaben pro Portion:
Kcal: 290
Protein: 24g
Fett: 8g
Kohlenhydrate: 25g

Zutaten für 2 Portionen:
200g Hähnchenbrustfilet
40g Kichererbsenaufstrich (Hummus)
2 Karotten
2 Wraps (TK-Ware)
etwas Basilikum
Salz, Pfeffer, Paprika

Zubereitung:
1. Hähnchenbrust waschen, trocken tupfen, würzen und mit etwas Wasser (ohne Öl) anbraten.
2. Basilikum und Karotten waschen und klein hacken. Wraps in der Mikrowelle erwärmen.

3. Wraps mit dem Kichererbsenaufstrich bestreichen, Hähnchen, Basilikum und Karotten hinzugeben und einrollen.

Mediterrane Rinderhackpfanne „Tomate-Basilikum"

Zutaten für 4 Portionen
500 g Rinderhackfleisch
n.B. Salz und Pfeffer
½ Zwiebel, gewürfelt
2 TL Dijon-Senf
250 g Champignons, geviertelt
200 g Kirschtomaten, halbiert
1 Grüne Paprika, in Streifen geschnitten
75 g frischer Basilikum, kleingehackt
n.B. Olivenöl
Nährwertangaben pro Portion
Kcal: 226 kcal; Kohlenhydrate: 6 g; Fett: 12,5 g; Eiweiß: 26g
⚷Zubereitung
Eine große, beschichtete Pfanne erhitzen und das Rinderhackfleisch in die Pfanne geben. Salzen und pfeffern und anschließend für 2-3 Minuten unter ständigem Rühren goldbraun braten.
Zwiebel, Champignons, Knoblauch und Senf unter das Hackfleisch rühren und für 2-3 Minuten mitbraten.
Kirschtomaten und grüne Paprika unterrühren. Für weitere 2-3 Minuten braten, bis das Fleisch vollständig goldbraun und das Gemüse weich ist.
Die Rinderhackpfanne mit frischem Basilikum, Salz und Pfeffer abschmecken, auf tiefen Tellern anrichten und umgehend servieren.

Papaya-Apfel-Salat

Zutaten:

1 Orange
10g Wallnüsse
1 Papaya
1 Prise Zimt
1 Apfel
2EL Zitronensaft

Zubereitung:
1. Papaya schälen, entkernen und in Stücke schneiden, die Apfel entkernen und in
Stücke schneiden.
2. Anschließend die Walnüsse grob zerkleinern.
3.
Alles zusammen in eine Schüssel geben und mit Zitrone nsaft beträufeln.

Herzhafte Pfannkuchen

Portionen: 1 Portion
Zeitaufwand: 20 Minuten
Nährwertangaben: ca. 80 kcal

Zutaten:
2 EL Magerquark
2 Eier
1,5 EL Weizenkleie
1,5 EL Haferkleie
1 EL Basilikum
1/2 TL Olivenöl
Paprikapulver
Salz und Pfeffer

Zubereitung:
1.   Alle Zutaten mit Ausnahme des Olivenöls miteinander zu einem Teig vermengen. Pfanne mit Olivenöl bestreichen und Teig wie Pfannkuchen von beiden Seiten goldbraun backen.

2.   Bei Bedarf können auch andere Gewürze wie beispielsweise Knoblauchpulver oder Oregano verwendet werden.

Smoothie Mit Pflaumen Und Maulbeeren

Portionen: 1
Zutaten:
¾ Tasse TK-Erdbeeren
¾ Tasse TK-Kirschen
¼ Tasse getrocknete, weiße Maulbeeren
1 ½ Tassen entsteine Pflaumen
1 EL Acaipulver
½ Tasse Wasser
1 Tasse Eiswürfel
1 TL Vanilleextrakt
Zubereitung:

1. Die Früchte mit Acaipulver, Vanilleextrakt und Wasser in den Mixer geben und gut durchmixen, bis die Masse eine geschmeidige Konsistenz erreicht.
2. Eiswürfel zugeben, nochmals durchmixen, bis die Masse frostig ist.
3. Kurz abschmecken, evtl. nachsüßen.

Schafskäse Im Speckmantel

Zutaten:
300 g Schafskäse
100 g Schinkenspeck
300 g Rucola
50 g Parmesan
2 EL Balsamico-Essig
2 EL Olivenöl
Salz, Pfeffer

Zubereitung:
Rucola waschen und mit dem Olivenöl und dem Essig
vermengen.
Parmesan darüber reiben.
Schafskäse in Würfel schneiden und mit Speck
ummanteln.
Kurz von beiden Seiten anbraten.
Salzen und pfeffern.
Auf dem Salatbett servieren.

Brokkoli-Käse Puffer

Für 2 Personen

Zutaten:
1 Kopf Brokkoli
140g Emmentaler
250 gr Speisequark
2 Knoblauchzehen
Cashewkerne
2 Eier
Muskat
Salz
Pfeffer

Zubereitung:
Den Brokkoli und den Käse mit der Reibe sehr fein
zerkleinern. Die Knoblauchzehen durch die
Knoblauchpresse pressen. Die Cashewkerne grob
zerkleinern.
In einer Schüssel den Speisequark und die Eier
verquirlen. Brokkoli, Käse, Knoblauch und Cashewkerne
hizufügen. Alles zu einer konsistenen Masse
vermengen. Mit Salz, Pfeffer und einer Prise Muskat
würzen.
Den Ofen auf 175 Grad (Umluft) vorheizen. Ein
Backblech mit Backpapier auslegen.
Mit einem Esslöffel die Masse für einen Puffer aus der
Schüssel nehmen und als rundes Häufchen auf das
Backblech setzen. Soweit flach drücken, dass der Puffer

noch ca. 1 cm dick ist.

Das Backblech mit den Puffern in den Ofen stellen und etwa 30 Minuten backen. Die Oberfläche sollte leicht gebräunt sein. Aus dem Ofen nehmen und mit Schmand servieren. Dazu passt z.B. ein Rohkostsalat.

Low Carb - Toastbrot

Zutaten:
250 ml Buttermilch
2 EL Butter
3 Eier (M)
5 EL Kokosmehl
5 EL Proteinpulver
2 EL Chiasamen
2 TL Essig
1 TL Salz

Zubereitung:
Alle Zutaten miteinander verrühren, bis ein leicht klebriger Teig entsteht.
Fertigen Teig in eine Kastenform füllen.
Im vorgeheizten Ofen bei 175°C für 45 bis 50 Minuten backen.

Würzige Spieße

Zeitaufwand: 25 Minuten

Nährwertangaben pro Portion:
Kcal: 200
Protein: 28g
Fett: 7g
Kohlenhydrate: 6g

Zutaten für 2 Portionen:
250g Schweinegulasch
Holzspieße
3 Esslöffel Olivenöl
Gulaschgewürz
2 kleine Paprika
1 große Zwiebel

Zubereitung:
1. Schweinegulasch waschen und in passende Spießstücke schneiden.
2. Gulasch im Olivenöl scharf anbraten, anschließend einige Minuten weiterköcheln lassen. Mit Gulaschgewürz würzen.
3. Paprika und Zwiebel waschen, ablaufen lassen und in passende Stücke für den Spieß schneiden.
4. Fertige Gulaschstücke abwechselnd mit den Paprika- und Zwiebelstücken auf den Spieß stecken.

Heilbuttfilets Aus Dem Bräter In Marokkanischer Chermoula-Marinade

Zutaten für 4 Portionen
Etwas Olivenöl
1400 gHeilbuttfilets
4 Zwiebeln, gewürfelt
EtwasIngwer
2 Prisen Safran
Schale einer Bio-Zitrone
2 EL Tomatenmark
700 ml Gemüsebrühe
500 g Kartoffeln, gekocht und geviertelt
16-20 Kirschtomaten, halbiert

Für die Chermoula-Marinade:
1 Bundfrischer Koriander
4 TL Paprika, edelsüß
2 TL Kreuzkümmel
2 TL Koriander, getrocknet
4 Zitronen, ausgepresst
4 Zehen Knoblauch
Nährwertangaben pro Portion
Kcal: 240 kcal; Kohlenhydrate: 14,5 g; Fett: 9,9 g; Eiweiß: 23,2 g
◢ Zubereitung
Drei Esslöffel Olivenöl, Koriander, Paprikapulver, Kümmel, getrockneten Koriander, Zitronensaft, Knoblauch und Salz in einen Mixer geben und auf höchster Stufe verblenden.

Die Heilbuttfilets mit der Hälfte der Chermoula-Marinade in einen ZIP-Beutel füllen und für 30-60 Minuten marinieren.

Olivenöl in einer großen Pfanne erhitzen und Zwiebeln und Ingwer darin andünsten. Für 4-5 Minuten weich kochen. Safran, den Rest der Chermoula-Marinade, Zitronenschale, Tomatenmark und Gemüsebrühe hinzufügen, aufkochen lassen, die Hitze reduzieren und die Sauce für 10-12 Minuten köcheln lassen.

Fisch, Kartoffeln und Tomaten in die Sauce geben und für weitere 5 Minuten köcheln lassen, bis der Fisch durch ist. Mit Zitronensaft und Salz abschmecken.

Den Heilbutt umgehend mit frischem Koriander, Couscous und Harissa servieren.

Spargel-Erdbeer-Salat

Zutaten:
500g grüner Spargel
100ml Orangensaft
16 Erdbeeren
2TL Agavendicksaft
2EL Walnüsse
4EL Olivenöl
2TL Senf
Salz und Pfeffer
500g Bund Rucola

Zubereitung:
1.Den
Spargel waschen, die Enden abschneiden und in kleine
Stücke schneiden.
Anschließend
 in einer Pfanne mit etwas Olivenöl anbraten,
mit 50ml
Orangensaft ablöschen   und
mit Salz und Pfeffer würzen.
2.Die
Walnüsse klein hacken und in einer fettfreien Pfanne a
nrösten.
3.Die restlichen Zutaten in einen Behälter geben und m
it einem Mixer mixen.
4.Spargel und Erdbeeren mit dem Rucola mischen u
nd das Dressing aus dem
Behälter dazugeben.

5.Den fertigen Salat mit den gerösteten Walnüssen ser vieren.

Fischpfanne

Portionen: 2 Portionen
Zeitaufwand: 20 Minuten
Nährwertangaben: ca. 220 kcal

Zutaten:
300 g Seelachs
150 ml Brühe
100 g Blumenkohl
2 EL Zitronensaft
1 Porreestange
1 Karotte
1 Zwiebel
1 EL Olivenöl
Dill
Petersilie
Salz und Pfeffer

Zubereitung:
1. Seelachs waschen und würfeln, mit Zitronensaft beträufeln und danach Porree, Karotte und Blumenkohl in mundgerechte Stücke zerlegen. Zwiebel schneiden und in etwas Olivenöl anbraten, das geschnittene Gemüse dazu geben und 5 Minuten bei geringer Hitze braten. Brühe, Salz und Pfeffer hinzugeben, den Fisch in die Brühe legen und dann alles für 15 Minuten garen.

2.   Abschließend alles vor dem Servieren mit Dill und Petersilie dekorativ bestreuen.

Spinat-Smoothie

Portionen: 1
Zutaten:
100 g Spinat
2 Birnen
1 Banane
¼ l Wasser
Zubereitung:

1. Birnen mit dem Sparschäler schälen, grob stückeln.
2. Banane schälen, grob stückeln.
3. Spinat waschen, grob zerkleinern.
4. Die Zutaten mit dem Wasser in den Mixer geben und mixen, bis das Ganze eine geschmeidige Konsistenz hat.

Himbeereiscreme

Zutaten:
200 ml ungesüßte Schlagsahne
200 g ungezuckerte Himbeeren
2 EL Mandelmus

Zubereitung:
Alle Zutaten vermengen und fein pürieren.
Eiscreme in ein gefrierfestes Gefäß füllen und vier
Stunden tiefkühlen.

Mediterrane Quinoa Suppe

Zutaten:
100 Gramm Hähnchenbrust
2 Karotten, gehackt
1 Sellerie Stange, gehackt
1 rote Zwiebel, gehackt
½ Tasse Quinoa
6 Tassen Wasser
10 schwarze Oliven, entkernt und halbiert
Salz und Pfeffer zum Abschmecken
Frische Petersilie oder Koriander, zum servieren
Zitronensaft, zum Servieren

Zubereitung:
Hähnchenbrust in einen tiefen Topf mit Wasser legen.
Zwiebel, Karotten und Sellerie schneiden und hinzufügen.
Topf bei mittlerer Hitze zum Kochen bringen.
Oliven entkernen und halbieren.
Quinoa mit Wasser abspülen.
Quinoa und Oliven einrühren.
Bei niedriger Hitze für 30 Minuten garen lassen.
Hähnchen aus dem Topf entnehmen, 10 Minuten abkühlen lassen.
Hähnchen schnetzeln und wieder in den Topf dazugeben.
Salz und Pfeffer zum Abschmecken.
Petersilie und Koriander drüberstreuen.

Etwas Zitronensaft träufeln.

Fischfrühstück

Zeitaufwand: 40 Minuten

Nährwertangaben pro Portion:
Kcal: 295
Protein: 31g
Fett: 6g
Kohlenhydrate: 29g

Zutaten für 2 Portionen:
250g Kabeljaufilet
350ml Gemüsebrühe
220g Kartoffeln
300g Brokkoli (tiefgefroren, nach dem Auftauen verzehrfertig)
3 Spritzer Zitronensaft
2 Gemüsezwiebeln
etwas geriebene Zitronenschale
1 Esslöffel Petersilie, klein gehackt
1 Esslöffel Olivenöl
Thymian, Salz, Pfeffer

Zubereitung:
1. Kartoffeln schälen, waschen und in Spalten schneiden. Mit Gemüsebrühe und Olivenöl in der Pfanne 10 Minuten köcheln. Zwiebeln schälen und klein schneiden.

2. Brokkoli und Gewürze dazugeben und weitere 5 Minuten köcheln.

3. Kabeljau mit Zitronensaft, Zitronenschale, Petersilie, Salz und Pfeffer würzen und mit den Zwiebeln in Alufolie einrollen.

4. Folienwickel bei 160 Grad (Umluft) im Backofen für ca. 15 Minuten backen. Danach den Inhalt der Folienwickel und den Pfanneninhalt zusammenmischen.

Indisches Erbsen-Dal Mit Geröstetem Blumenkohl

Zutaten für 4 Portionen
100 g Gelbe Erbsen
2 Zehen Knoblauch
2 EL frischer Ingwer, gerieben
½ TL Kurkuma
2 Lorbeerblätter
250 g Blumenkohl, in Röschen zerteilt
12 Kirschtomaten
½ TL Kreuzkümmel
½ TL Chiliflocken
½ Zwiebel
2 EL Olivenöl
Nährwertangaben pro Portion
Kcal: 142 kcal; Kohlenhydrate: 14,9 g; Fett: 7 g; Eiweiß: 12,8 g
✔ Zubereitung
Den Backofen auf 200° C vorheizen.
400 Milliliter kochendes Wasser in eine hohe Pfanne füllen. Erbsen, Knoblauch, Ingwer, Kurkuma und das Lorbeerblatt in das Wasser geben und umrühren. Die Zutaten anschließend aufkochen, die Hitze reduzieren und die Erbsen zugedeckt für 35-40 Minuten köcheln lassen.
Blumenkohl, Kirschtomaten, Kümmel, Chiliflocken und Zwiebel in eine Auflaufform füllen und gründlich vermengen.

Das Gemüse mit etwas Olivenöl beträufeln und für 20 Minuten goldbraun backen.

Die Erbsen sollten die Flüssigkeit inzwischen vollständig aufgesaugt haben und angedickt sein. Erbsenpüree gründlich umrühren und nach Belieben mit Salz und Pfeffer würzen.

Das Erbsen-Dal gleichmäßig auf zwei Schüsselchen aufteilen, das geröstete Gemüse darauf verteilen und heiß servieren.

Löwenzahnsuppe

Zutaten:
100g Löwenzahn
1 Kartoffel
200g Rucola
1TL Olivenöl
1 Zwiebel
250ml Gemüsebrühe
1 Knoblauchzehe
Salz und Pfeffer

Zubereitung:
1.
Löwenzahn und Rucola waschen und in kleine Stück
e hacken. Die Kartoffel
waschen und in kleine Stücke schneiden. Zwiebel u
nd Knoblauchzehe
schälen und ebenfalls in kleine Stücke hacken.
2.
Zwiebeln, Knoblauch und Kartoffeln in einer Pfanne mit
etwas Öl andünsten,
alle weiteren Zutaten hinzugeben und 10 Minuten köch
eln lassen.
3. Alles in den Mixer geben, gut durch mixen und
mit Salz und Pfeffer würzen.

Kartoffel-Lauch-Suppe

Portionen: 16 Portionen
Zeitaufwand: 30 Minuten
Nährwertangaben: ca. 300 kcal

Zutaten:
1000 g Kartoffeln
2 Stangen Lauch
2 Liter Wasser
1 TL Gemüsebrühe
Muskat
Zimt
Kräuter
Salz und Pfeffer

Zubereitung:
1.   Kartoffeln schälen, kochen und pürieren. Lauch waschen, in Ringe schneiden und zu dem Kartoffelpüree geben.

2.   Alles mit Muskat, Zimt, Salz und Pfeffer abschmecken, servieren und nach Belieben mit Kräutern garnieren.

Honig Salat

Zutaten:
1 TL Honig
3 Tassen Feldsalat
3 Zwiebeln
1 rote Paprikaschote
7 Cherrytomaten
2 Karotten
1 EL Olivenöl
1 TL Senf
6 cl Balsamico
Salz, Zucker und Pfeffer

Zubereitung:
Zwiebeln in Olivenöl anbraten.
Paprika schneiden und dazugeben.
Salz, Zucker und Pfeffer in der Pfanne rösten.
Karotten und Cherrytomaten schneiden.
Olivenöl, Senf, Honig und Balsamico mit etwas Salz und
Pfeffer vermischen.
Zwiebeln und Paprika zum Salat hinzufügen und mit
Dressing toppen.

Saure Kartoffeln

Zeitaufwand: 80 Minuten

Nährwertangaben pro Portion:
Kcal: 280
Protein: 7g
Fett: 11g
Kohlenhydrate: 37g

Zutaten für 2 Portionen:
350g Kartoffeln
150ml Gemüsebrühe
2 Knoblauchzehen
4 Tomaten
4 Esslöffel Limettensaft
1 Esslöffel Sesamkerne
15ml Sojasauce
etwas Thymian, Pfeffer

Zubereitung:
1. Tomaten waschen und in kleine Stücke schneiden. Kartoffeln schälen und kochen, Knoblauch schälen und hacken.

2. Kartoffeln abschütten, mit der Gabel zerdrücken und mit Tomatenstücken, Knoblauch, Gemüsebrühe, Limettensaft und Sojasauce mischen. Nach Geschmack mit Thymian und Pfeffer würzen. Auf ein Backblech

verteilen und bei 180 Grad (Umluft) etwa 1 Stunde backen.

Tropischer Fruchtsalat

Zutaten für 4 Portionen
1 Papaya
1 Ananas
1 Mango
3 Kiwi
2 Orangen
2 Passionsfrüchte
2 EL Brauner Zucker
1 Bio-Limette
Nährwertangaben pro Portion
Kcal: 100 kcal; Kohlenhydrate: 4 g; Fett: 2,3 g; Eiweiß: 8,2 g
⚔ Zubereitung
Das Obst waschen, schälen, entkernen und in mundgerechte Stücke schneiden.
Alle Früchte in eine Salatschüssel füllen und gründlich vermengen.
Die Limette auspressen und die Schale abreiben.
Das Obst mit braunem Zucker bestreuen, Limettensaft- und Schale hinzufügen und unterrühren.
Den Fruchtsalat für mindestens 15-20 Minuten im Kühlschrank kalt stellen und gekühlt servieren.
Der tropische Fruchtsalat ist im Kühlschrank bis zu drei Tage haltbar.

Brokkoli-Blumenkohl-Suppe

Zutaten:

1l
1 Brokkoli
Gemüsebrühe
1 Blumenkohl
1EL Dill
2 Kartoffeln

Muskat

1
1EL Olivenöl

Knoblauchzehe
Salz und
1 Zwiebel

Pfeffer

Zubereitung:
1. Knoblauch und Zwiebel schälen und klein hacken.
2.   Brokkoli und Blumenkohl waschen,   die Brokkolirösschen abtrennen und
3.
Brokkolistiel in kleine Stücke schneiden. Kartoffeln s chälen und in kleine
Stücke schneiden.

4.   Das
Öl in einem Topf erhitzen. Knoblauch, Brokkolistiele
 und Zwiebeln
andünsten und dann mit Gemüsebrühe ablöschen.
Anschließend den Brokkoli
und die
Blumenkohlrösschen hinzugeben und alles etwa 20
Minuten
köcheln lassen.
5.   Die Masse pürieren,
mit Salz, Pfeffer, Muskat und Dill abschmecken   und
servieren.

Fettarmer Nudelsalat

Portionen: 1 Portion
Zeitaufwand: 20 Minuten
Nährwertangaben: ca. 190 kcal

Zutaten:
50 g Nudeln
1/2 Apfel
1/2 Zwiebel
1/2 Paprikaschote rot
1/2 Scheibe Schinken gekocht
1/2 Dose Mais
1/4 Salatgurke
1 TL Senf
Öl
Essig

Zubereitung:

1.   Nudeln in etwas Salzwasser kochen und währenddessen Apfel, Zwiebel, Paprika, Schinken und Gurke klein schneiden. Geschnittenes Gemüse mit dem Mais und den gekochten Nudeln vermengen.

2.   In einer separaten Schüssel Essig, Öl und Senf mischen und über die Nudeln mit Gemüse gießen.

Gewürzter Kokos Reis

Zutaten:
2 EL Kokosöl
1 TL Kümmel
2 Gewürznelken
1 Zimtstange
3 Kardamom Schoten
2 braunen Basmatireis
3 Tassen Wasser

Zubereitung:
2-3 Tassen braunen Reis in Wasser mit jeweils 1 EL
Essig und Zitronensaft.
für 5 Stunden vor Kochbeginn einlegen.
Öl in einem mittelgroßen Kochtopf einschmelzen.
Kümmel hinzufügen und für 3 Minuten anbraten.
Reis mit restlichen Gewürzen und Hühnerbrühe
hinzufügen.
Abdecken und köcheln lassen.
Bei kleiner Hitze so lange kochen bis das Wasser
verdunstet ist (10-15 Minuten).

Beeren Porridge

Zeitaufwand: 10 Minuten

Nährwertangaben pro Portion:
Kcal: 290
Protein: 7g
Fett: 18g
Kohlenhydrate: 24g

Zutaten für 2 Portionen:
50g Erdbeeren
50g Himbeeren
100g Quinoaflocken
450ml Kokoswasser
100ml Kokosmilch
2 Esslöffel Kakaonibs
2 Esslöffel Kokosöl
1 Pckg. Vanillepulver
2 Esslöffel Kokosjoghurt

Zubereitung:
1. Kokosmilch und Kokoswasser kochen, Quinoaflocken zugeben und 5 Minuten kochen.

2. Vanillepulver, Joghurt und Kokosöl zugeben, gut umrühren und auf 2 Gefäße verteilen. Mit Beeren und Kakaonibs garnieren.

Sommerrollen

Zutaten:
4 Blatt Reispapier
4EL Sojasprossen
¼ Mango
1EL frischer Koriander
½ Avocado
2EL Sesamöl
¼ Gurke
1EL Sojasauce
1 Karotten
Etwas Chili
4 Blatt Romanasalat
Etwas Pfeffer
1EL frische Petersilie

Zubereitung:
1. Das Gemüse waschen, Mango, Avocado, Karotten und Gurke in dünne Stif te
schneiden, Salatblätter putzen, frische Kräuter waschen und klein hacken.
2. Die Sojasprossen in etwas Wasser ca. 5 bis 10 Minuten dünsten.
3.
Alle Zutaten bis auf den Salat und das Reispapier i n eine große Schüssel

geben, Sesamöl und Sojasauce über die Zutaten geben, gut mischen und mit
Pfeffer und Chili würzen.

4.

Reispapierblatt in eine Schüssel mit Wasser geben, einige Sekunden
aufweichen lassen,   auf
einen großen Teller geben, ein Salatblatt in die Mitte le
gen,
und dann etwas Füllung drüber geben.

5.

Die seitlichen Ränder des Reispapiers über der Füllung einschlagen, dann den
unteren Rand des Reispapiers über die Füllung lege
n und anschließend vorsichtig,
aber fest nach oben aufrollen.

Brotfladen

Portionen: 4 Portionen
Zeitaufwand: 25 Minuten + Backzeit
Nährwertangaben: ca. 200 kcal / 100 g

Zutaten:
1000 g Weizenmehl
500 ml Wasser
18 g Trockenhefe
3 TL Salz
2 TL Rohrzucker

Zubereitung:
1.   Hefe in 500 ml lauwarmes Wasser einrühren und 20 Minuten zur Seite stellen. Weizenmehl mit dem Hefewasser verrühren und Teig für 60 Minuten bei Zimmertemperatur gehen lassen.

2.   Ofen auf 200°C vorheizen, den Teig in vier gleich große Teile teilen, formen und auf ein Backblech mit Backpapier legen. Im vorgeheizten Backofen nun für eine Stunde backen.

Schafskäse Im Speckmantel

Zutaten:
300 g Schafskäse
100 g Schinkenspeck
300 g Rucola
50 g Parmesan
2 EL Balsamico-Essig
2 EL Olivenöl
Salz, Pfeffer

Zubereitung:
Rucola waschen und mit dem Olivenöl und dem Essig
vermengen.
Parmesan darüber reiben.
Schafskäse in Würfel schneiden und mit Speck
ummanteln.
Kurz von beiden Seiten anbraten.
Salzen und pfeffern.
Auf dem Salatbett servieren.

Curry Huhn Fuerte

Zeitaufwand: 40 Minuten

Nährwertangaben pro Portion:
Kcal: 385
Protein: 28g
Fett: 9g
Kohlenhydrate: 48g

Zutaten für 2 Portionen:
200g Hühnerbrustfilet
200g gelbe Paprika
90g Reis
1 Esslöffel Curry
1 Esslöffel Olivenöl
¼ Liter Hühnerfonds
200g Lauchzwiebeln
Salz, Pfeffer, Chilipulver

Zubereitung:
1. Hühnerbrust waschen und würfeln, dann in einer Pfanne mit Öl anbraten.
2. Hühnchen herausnehmen und den Reis im verbleibenden Fett dünsten. Curry zufügen und mit Hühnerfonds löschen. Nun bei schwacher Hitze etwa 25 Minuten köcheln.
3. Lauchzwiebeln, Paprika waschen und klein schneiden und mit dem Hühnerfleisch zum Reis geben und 5 Minuten weiterköcheln. Ggf. etwas Brühe auffüllen.

4. Mit Salz, Pfeffer und Chilipulver abschmecken.

Gebackener Schafskäse

Portionen: 1 Portion
Zeitaufwand: 30 Minuten
Nährwertangaben: ca. 110 kcal

Zutaten:
1 Scheibe Schafskäse
2 EL Kräuter der Provence
2 EL Olivenöl
2 Tomaten
1 Zwiebel
1 Paprikaschote
1 Peperoni mild
Salz und Pfeffer

Zubereitung:
1.   Ofen auf 200°C vorheizen. Den Schafskäse in eine kleine Auflaufform legen, alles Gemüse waschen und schneiden und auf sowie neben dem Schafskäse in der Auflaufform verteilen.

2.   Alles zusammen mit etwas Olivenöl für 20 Minuten im vorgeheizten Backofen backen.

Himbeereiscreme

Zutaten:
200 ml ungesüßte Schlagsahne
200 g ungezuckerte Himbeeren
2 EL Mandelmus

Zubereitung:
Alle Zutaten vermengen und fein pürieren.
Eiscreme in ein gefrierfestes Gefäß füllen und vier
Stunden tiefkühlen.

Rindersteak Provinzial

Zeitaufwand: 15 Minuten

Nährwertangaben pro Portion:
Kcal: 435
Protein: 20g
Fett: 38g
Kohlenhydrate: 4g

Zutaten für 2 Portionen:
200g Cherrytomaten
40g Rucola
2 Rindersteaks
60g Butter
2 Esslöffel Olivenöl
Salz, Pfeffer, frischer Rosmarin

Zubereitung:
1. Rindersteak auf beiden Seiten in einer Pfanne mit Butter, Öl und Rosmarin einige Minuten braten, vom Herd nehmen.

2. Tomaten und Rucola waschen und klein schneiden und mit Salz und Pfeffer zum Steak geben.

Ofengemüse

Zutaten:

4 Rote Beete
1 Sellerie
½ Kürbis
3EL Petersilie
200g Cocktailtomaten
Pfeffer und Salz
1 Zitrone
Olivenöl

Zubereitung:

1. Das Gemüse waschen, die Zitrone und die rote Beete in Scheiben schneiden, den Kürbis in Streifen und den Sellerie in Stücke schneiden.
2. Alles auf ein Backblech geben, mit Olivenöl beträ ufeln und mit
Paprikapulver, Salz und Pfeffer würzen.
3. Für etwa 40 Minuten in den Backofen bei 200°C backen, bis das Gemüse
leicht braun ist.

Wirsing-Eintopf

Portionen: 3 Portionen
Zeitaufwand: 30 Minuten
Nährwertangaben: ca. 180 kcal pro Portion

Zutaten:
250 ml Gemüsebrühe
4 Kartoffeln
1 Wirsing
1 Zwiebel
Etwas Speck
Etwas Butter
Salz und Pfeffer

Zubereitung:
1.   Wirsing waschen, den Strunk entfernen und in Streifen schneiden. Kartoffeln waschen, schälen und würfeln. In einem Topf mit etwas Butter gewürfelte Zwiebel und geschnittenen Speck dünsten. Den Wirsing und die Kartoffeln dazu geben, die Brühe dazu gießen und für 20 Minuten bei mittlerer Hitze erwärmen.

2.   Abschließend mit Salz und Pfeffer abschmecken.

Gefüllte Eier

Kalorien: 85,6 kcal | Eiweiß: 7,4 Gramm | Fett: 5,5 Gramm | Kohlenhydrate: 1 Gramm

Zutaten für eine Person:

1 hart gekochtes Ei | 1 EL Hüttenkäse | 1 TL Schnittlauch, in Röllchen | 1 Messerspitze Senf, scharf | Salz und Pfeffer nach Bedarf

Zubereitung:

Das gekochte Ei schälen, der Länge nach halbieren und den Dotter herausnehmen. Diesen mit der Gabel zerdrücken und mit dem Hüttenkäse, dem Schnittlauch, dem Senf, Salz und Pfeffer verrühren. Das Ei damit befüllen und als kleinen Snack genießen.

Gurken-Mais-Salat

ca. 130 Kalorien
Zubereitungszeit: ca. 6 Minuten

Zutaten:

1 Salatgurke
5 Esslöffel Mais (aus der Dose)
1 Esslöffel gehackte Zwiebeln
1 Prise Salz
Etwas Pfeffer
2 Esslöffel Essig
Etwas Senf
Einige Dillspitzen (nach Belieben)

Zubereitung:

1. Die Gurke hobeln oder in mundgerechte Scheiben schneiden.
2. Den Mais abtropfen lassen.
3. Gurke und Mais mischen, mit den übrigen Zutaten verrühren.
4. Vor dem Servieren 5 Minuten marinieren lassen und erneut kurz umrühren.

Tipp: Vor dem Servieren mit frischen Kräutern, z.B. Petersilie oder Schnittlauch garnieren.

Joghurtpizza

Rezept für zwei Portionen

Kalorien: 473 / Portion

Zutaten:
- 1 Pizzateig
- 1 Dose mit Pizzatomaten
- 30 g Schinken, gekocht
- 250 g Joghurt
- 1 Zwiebel
- 70 g Streukäse
- 2 TL italienische Kräuter

Zubereitung:
1. Backofen vorheizen auf 220 C (Umluft).
2. Teig auf Backpapier ausrollen und den Rand mit einer Gabel einstechen.
3. Bis zu acht Minuten vorbacken.
4. Kochschinken in kleine Teile schneiden und die Zwiebel in Ringelchen.
5. Pizzatomaten mit Joghurt und Gewürzen vermengen.
6. Heißen Teig mit dem Tomatenmix einstreichen und die Hälfte an Streukäse darüber streuen.
7. Dann Kochschinken und Zwiebel darauflegen und den übrigen Streukäse darüber streuen.

8. Pizza jetzt für zehn Minuten backen und am Ende mit den Kräutern dekorieren und bei Bedarf nochmal mit Salz und Pfeffer würzen.

Zucchinisalat Mit Sonnenblumenkernen

Nährwerte pro Portion

123 kcal - 4 g Eiweiß - 6 g Fett - 14 g Kohlenhydrate
Zutaten für 5 Portionen

600 g Zucchini
400 g Möhren
50 ml Essig
Jodsalz
Pfeffer
3 g Petersilie
20 ml Rapsöl
25 g Sonnenblumenkerne

Zubereitung

Für den Salat die Zucchini putzen und in feine Streifen schneiden. Möhren schälen und raspeln. Aus Essig, Salz, Pfeffer, Öl und Petersilie ein Dressing machen. Das Gemüse in eine Schüssel geben und mit dem Dressing mischen. Die Sonnenblumenkerne ohne Fett in einer Pfanne rösten, abkühlen lassen und zum Salat geben.

Roastbeef-Teller Mit Frühlingssalat

307 kcal

35 g Frühlingssalatmischung (Schnittsalat)
150 g Tomaten, geviertelt
6 Blätter Basilikum
100 g Roastbeef-Aufschnitt
2 EL Joghurt 1,5 % Fett
Msp Senf
1TL Kapern
1 kleine Gewürzgurke
½ rote Zwiebel, in Streifen
Salz, Pfeffer
1 Scheibe Vollkorn-Toastbrot

Frühlingssalat mit Tomaten und Basilikum und den Roastbeef-Scheiben auf einem Teller anrichten. Joghurt mit dem Senf verrühren und mit Salz und Pfeffer würzen. Mit den Kapern, der Gewürzgurke und den Zwiebelstreifen garnieren. Den Salat mit der Joghurtsauce anmachen. Das Toastbrot dazu servieren.

Himbeere Aufguss

Zutaten

40 Gramm Spinat
40 Gramm Mangold
180 Gramm Himbeeren
200 ml Wasser
25 Gramm Erbsen-Protein
8 Gramm Kürbiskerne
Proteine 25g, Fett 6g, Kohlenhydrate 15g, Ballaststoffe
14g, 257 Kcal
Zubereitung

Geben Sie die Nüsse, Samen oder Kerne in den großen Behälter. Schrauben Sie die NutriBullet Extraktor-Klingen an der Oberseite des Behälters an. Drehen Sie den Behältern nun um, verbinden Sie ihn mit der NutriBullet Power Base Basiseinheit und starten Sie den Extraktionsvorgang durch eine Drehung. Extrahieren Sie für 30 Sekunden. Geben Sie den Rest der festen Zutaten in den Behälter und drücken alles unter der MAX Linie zusammen. Füllen Sie dann den Behälter mit der jeweiligen Flüssigkeit auf. Schrauben Sie die NutriBullet™ Extraktor-Klingen an der Oberseite des Behälters an. Drehen Sie den Behältern nun um, verbinden Sie ihn mit der NutriBullet Power Base Basiseinheit und starten Sie den Extraktionsvorgang durch eine Drehung erneut. Extrahieren Sie all das Gute

aus den Zutaten bis alles gleichmäßig flüssig ist (rund 20 Sekunden).

Partyfleischpfanne

Zeitaufwand: 20 Minuten plus 3 Stunden Ofenzeit

Nährwertangaben pro Portion:
Kcal: 350
Protein: 56g
Fett: 8g
Kohlenhydrate: 13g

Zutaten für 2 Portionen:
200g Rinderfilet
200g Zwiebeln, geschält und in Ringe geschnitten
200g Schweinefilet
100g Kasseler
200g Tomaten, gewaschen und gewürfelt
Salz, Pfeffer, Chiliflocken, Knoblauchpulver, Ingwerpulver

Zubereitung:
1. Sämtliches Fleisch waschen, trocken tupfen, würfeln und in einen großen, ofenfesten Topf geben. Zwiebelringe und Tomatenwürfel zugeben.
2. Mit den Gewürzen abschmecken und alles verrühren.

3. Topf mit Deckel für ca. 3 Stunden in den Backofen bei 200 Grad (Umluft) stellen.

Gefüllte Aubergine

Zutaten:
2 Auberginen
4 kleine Tomaten
2 Zwiebeln
1 EL Olivenöl
2 Knoblauchzehen
Salz und Pfeffer

Zubereitung:
1.   Auberginen waschen   und
den inneren Teil mit einem Löffel heraustrennen.
2.
Einen Topf mit kaltem Salzwasser vorbereiten und Aub
ergine ca. 30 Minuten

hineingeben.
3. Zwiebeln und Knoblauch schälen, klein hacken und
die Tomaten in kleine
Stücke schneiden.
4.
Knoblauch, Zwiebeln, Tomaten in eine kleine Schale ge
ben und mit Salz und
Pfeffer würzen.
5. Die Aubergine längs in zwei Hälften schneiden, die
 Tomatenfüllung hineingeben,
den Backofen auf 180°C vorheizen und die Aubergi
ne für ca. 20 Minuten

backen.

Quark-Cremedessert

Portionen: 3 Portionen
Zeitaufwand: 15 Minuten + Ruhezeit
Nährwertangaben: ca. 120 kcal pro Portion

Zutaten:
500 ml Wasser
200 g Quark Magerstufe
3 EL Naturjoghurt
1 Pck. Himbeergötterspeise
Flüssiger Süßstoff

Zubereitung:
1. Götterspeise nach Packungsanleitung zubereiten. (Sollte hier die Aufforderung stehen, Zucker hinzuzufügen, Zucker weglassen!) Magerquark und Joghurt verrühren und die noch flüssige Götterspeise langsam in die Quark-Joghurt-Mischung geben und glatt rühren.

2. Bei Bedarf mit flüssigem Süßstoff abschmecken und über Nacht (mind. 6 Stunden) in den Kühlschrank stellen. Besonders hübsch sieht dieses Dessert garniert mit Himbeeren oder Heidelbeeren aus. Statt der Himbeergötterspeise kann natürlich auch Waldmeistergötterspeise oder eine andere Geschmacksrichtung verwendet werden, jedoch keine Instant-Götterspeise!

Scharfe Mandeln

ca. 195 Kalorien
Zubereitungszeit: ca. 4 Minuten

Zutaten:

25 g Mandeln
1 Esslöffel Wasser
¼ Teelöffel Salz
1 Prise Paprikapulver (rosenscharf)
1 Prise Chilipulver (nach Belieben)

Zubereitung:

1. Alle Zutaten in einer Pfanne mischen.
2. Unter Rühren erhitzen, bis das Wasser verdampft ist und die Mandeln dann noch etwa 3 Minuten unter Rühren knusprig rösten.
3. Abgekühlt servieren.

Würziges Mexikanisches Putengericht

kcal: **313** / Kohlenhydrate: **15 g** / Eiweiß: **41 g** / Fett: **9 g**

Zutaten:

* 130 g Pute
* 1 Tomate
* 1 EL Tomatenmark
* ½ rote Paprika
* ½ gelbe Paprika
* 50 g Mais
* 50 g rote Bohnen
* 2 Chilischoten
* 1 Knoblauchzehe & 1 Zwiebel
* 100 ml Brühe
* 1 EL Sauerrahm
* 1 EL Parmesan
* Salz & Pfeffer
* 1 TL Paprikapulver
* Majoran & Thymian

Zubereitung:

1. Die Pute in kleinste Würfel schneiden und anbraten.
2. Auch Knoblauchzehe & Zwiebel klein schneiden und mitrösten.

3. Anschließend auch Paprikapulver und Tomatenmark zum Rösten dazugeben und das Ganze mit der Brühe aufgießen.

4. Danach die beiden Paprika sowie den Chili in kleine Stückchen schneiden und mit den Bohnen, dem Mais und den Kräutern dazugeben. Mit Pfeffer & Salz abschmecken.

5. Alles für ca. 30 Minuten bei niedriger Hitze kochen lassen.

6. Am Ende das Gericht mit dem Parmesan und dem Sauerrahm veredeln.

Eisbergsalat Mit Möhrenstreifen, Saure-Sahne-Dressing, Vollkornbrötchen

Nährwerte pro Portion

114 kcal - 4 g Eiweiß - 3 g Fett - 17 g Kohlenhydrate
Zutaten für 5 Portionen

Saure-Sahne-Dressing
75 g Saure Sahne (10 % Fett)
50 g Zwiebeln, geschält
13 ml Zitronensaft
13 ml Orangensaft
Jodsalz
Pfeffer, gemahlen
3 g Zucker

Eisbergsalat
250 g Eisbergsalat, frisch

Topping
3 g Petersilie
100 g Möhren

Vollkornbrötchen
150 g Vollkornbrötchen

Zubereitung

1. Zwiebel fein würfeln. Aus der Sahne, Zitronen- und Orangensaft, Salz, Pfeffer, Zucker und Zwiebelwürfeln ein Dressing machen.

2. Salat waschen und portionieren.

3. Möhren schälen und raspeln. Unter den Salat mischen. Petersilie hacken und darüber streuen.

4. Das Dressing mit dem Salat servieren.

5. Vollkornbrot in Scheiben schneiden und mit dem Salat servieren.

Weißkohl Mit Rinderhack

326 kcal

125 g Rinderhack, mager
1 Schalotte, gewürfelt
1 TL Rapsöl
250 g Weißkohl oder Spitzkohl, ohne Strunk
1 Tomate, gewürfelt
Prise Kümmel, ganz oder gemahlen
¼ EL Paprikapulver, edelsüß
¼ EL Cajun Gewürz (Ersatzweise: Curry)
100 ml Gemüsebrühe
1 TL Petersilie, gehackt
Salz, Pfeffer

In einer beschichteten Pfanne das Rapsöl erhitzen und das Hackfleisch mit den Schalotten darin anschwitzen. Den Weißkohl in 2 cm große Stücke schneiden und dazugeben, die Tomatenwürfel mit andünsten. Mit Salz, Pfeffer, Paprikapulver und Kümmel würzen. Mit der Gemüsebrühe ablöschen. Das ganze 20 Minuten dünsten, bis der Kohl weich ist: Eventuell noch etwas Wasser dazugeben. Nochmals mit Salz und Pfeffer abschmecken. Zum Schluss mit Petersilie bestreut servieren.

Fleischgerichte Unter 300 Kalorien

Rinderrouladen

Portionen: 4
Schwierigkeit: mittel
Vorbereitung: 45 Minuten
Zubereitung: 1 Stunde 30 Minuten
Kalorien: 267/ Person

Zutaten:
4 Rinderrouladen
8 Scheiben mageren Bauchspeck und 2 Zwiebel
500 ml Gemüsebrühe
500 ml Rinderfond
Senf, Salz und Pfeffer und 1 EL Butter

Zubereitung:

Backofen auf 150°C vorgeheizten. Zwiebel in dünne
Ringe schneiden.
Rouladen ausbreiten, beidseitig mit Salz und Pfeffer
würzen, eine Seite dünn mit Senf bestreichen und mit
Zwiebelringen und Bauchspeck belegen. Gemüsebrühe
anrühren.
Die Rouladen einrollen, mit Holzzahnstocher oder
Rouladennadeln fixieren und in der mit Butter
eingefetteten Pfanne von allen Seiten gut anbraten.

Rouladen mit Gemüsebrühe übergießen und kurz aufkochen lassen. 250 ml Rinderfond dazugeben und Rouladen mit einem geschlossenen Deckel etwa 1 Stunde schmoren lassen.

Dann die restlichen 250 ml des Fonds dazugeben und Rouladen der offenen Pfanne weiter braten. Schließlich für weitere 30 Minuten im Ofen garen, Rouladen herausnehmen und mit frischem Salat und einer Beilage nach Belieben servieren.

Aprikose Und Karrte Bussi

Zutaten

40 Gramm Spinat
40 Gramm Kohlblätter gezupft
90 Gramm Aprikosenhälften
120 Gramm geschnittene Karotten
200 ml Mandelmilch (ungesüßt)
25 Gramm Erbsen-Protein
2 Gramm Kürbiskerne
Proteine 26g, Fett 5g, Kohlenhydrate 21g, Ballaststoffe 8g, 254 Kcal
Zubereitung
Geben Sie die Nüsse, Samen oder Kerne in den großen Behälter. Schrauben Sie die NutriBullet Extraktor-Klingen an der Oberseite des Behälters an. Drehen Sie den Behältern nun um, verbinden Sie ihn mit der NutriBullet Power Base Basiseinheit und starten Sie den Extraktionsvorgang durch eine Drehung. Extrahieren Sie für 30 Sekunden. Geben Sie den Rest der festen Zutaten in den Behälter und drücken alles unter der MAX Linie zusammen. Füllen Sie dann den Behälter mit der jeweiligen Flüssigkeit auf. Schrauben Sie die NutriBullet™ Extraktor-Klingen an der Oberseite des Behälters an. Drehen Sie den Behältern nun um, verbinden Sie ihn mit der NutriBullet Power Base Basiseinheit und starten Sie den Extraktionsvorgang durch eine Drehung erneut. Extrahieren Sie all das Gute aus den Zutaten bis alles gleichmäßig flüssig ist (rund 20 Sekunden).

Gegrillte Forelle Bäuerin

Zeitaufwand: 35 Minuten

Nährwertangaben pro Portion:
Kcal: 410
Protein: 64g
Fett: 15g
Kohlenhydrate: 4g

Zutaten für 2 Portionen:
900g Forelle, küchenfertig
1 Zitrone, in Scheiben
1 Esslöffel Olivenöl
Kräuter nach Belieben, z. B. Dill, Basilikum, Petersilie
Salz, Pfeffer

Zubereitung:
1. Forelle abwaschen, tupfen. Mit Pfeffer und Salz würzen.
2. Kräuter waschen und in kleine Stücke zupfen.
3. Forelle auf dem Grill in einer Aluschale mit Öl, Zitronenscheiben und Kräutern grillen. Nach Bedarf wenden.

Gefüllte Zucchini Mit Hack

Zutaten:
½ Zucchini
½ Paprika
50g Rinderhack
½ Zwiebel
25g Tomatenmark
Salz, Pfeffer, Oregano
50g gehackte Tomaten
Etwas Olivenöl

Zubereitung:
1.   Das Hackfleisch in kleine Bällchen formen und in einer Pfan ne braten.
2.   Eine Pfanne mit etwas Öl leicht erhitzen, Tomatenmark hinzufügen und untermischen.
3.   Paprika und Zwiebel in kleine Stücke schneiden und mit   dem   Hackfleisch ebenfalls in die Pfanne geben.
4.   Die   Zucchini waschen und halbieren,   das Fruchtfleisch aus der Zucchini auslöffeln und dann die Zucchini einige Minuten in die Pfanne leg en und braten.
5.
Die Hackfleischmischung mit dem Gemüse in die au sgelöffelte und angebratene Zucchini geben.

Multivitamin-Infused-Water

Zutaten:
1,5 l Wasser
½ Kiwi
½ Mango
½ Apfel
½ Zitrone
½ Orange

Zubereitung:
1.   Wasser in eine Flasche füllen. Alle Zutaten in Scheiben – ob der Größe ggf. in Stücke - schneiden und mit in die Flasche geben. Infused-Water für 30 Minuten in den Kühlschrank stellen und dann eisgekühlt genießen.

Omelette A La Caprese

Kalorien: 196,5 kcal | Eiweiß: 17,4 Gramm | Fett: 12,9 Gramm | Kohlenhydrate: 2,7 Gramm
Zutaten für eine Person:
1/2 Tomate | 2 Eier | 20 Gramm Mozzarella, gerieben | 1 EL Basilikum, frisch gehackt | Meersalz und Pfeffer aus der Mühle

Zubereitung:
Die halbe Tomate klein würfeln und in einer beschichteten Pfanne leicht anschwitzen. Die Eier aufschlagen und verquirlen. Über die Tomaten gießen und mit Mozzarella bestreuen. Die Pfanne mit einem Deckel verschließen und für etwa 5 Minuten bei kleiner Hitze stocken lassen. Mit Salz und Pfeffer würzen und mit Basilikum bestreuen.

Indische Tomatencreme-Suppe

ca. 95 Kalorien
Zubereitungszeit: ca. 4 Minuten

Zutaten:

1 Tasse Tomatensaft
2 Esslöffel Sojasahne
¼ Teelöffel indische Gewürzmischung „Garam Masala"

Zubereitung:

1. Den Tomatensaft erwärmen.

2. Mit der Sojasahne verfeinern und die indische Gewürzmischung einrühren.

Hähnchenbrust-Röstgemüse-Pfännchen

350 kcal |50g Eiweiß | 10g Fett

Zubereitungszeit: 35 Minuten

Portionen: 2

Zutaten:

- 500 g Hähnchenbrustfilet
- 500 g Zucchini
- 1 Aubergine
- 2 Zwiebeln
- 3 Knoblauchzehen
- Rosmarin

- 3 EL Olivenöl
- 1 Prise Meersalz und Pfeffer

Zubereitung:

1. Wir halbieren die Aubergine und schneiden diese in Scheiben. Auch die Zucchini verarbeiten wir zu Scheiben. Dann schälen wir die Zwiebel und fertigen Zwiebelringe an. Jetzt schälen wir noch den Knoblauch und schneiden auch diesen in kleine Scheiben.

2. Nun widmen wir uns dem Fleisch und fertigen mundgerechte Stücke an. Das Olivenöl geben wir in eine Pfanne, die wir erhitzen. Sobald die Pfanne auf Temperatur ist, geben wir das Hähnchenbrustfilet hinein und braten es scharf an. Den Knoblauch und die Zwiebelringe geben wir dazu.

3.   Wir reduzieren die Temperatur auf mittlere Hitze und geben das restliche Gemüse sowie das Rosmarin mit in die Pfanne. Nun braten wir alles bis sich Röststreifen abzeichnen. Noch mit Salz und Pfeffer abschmecken und dann ist unser Hähnchenbrust-Röstgemüse-Pfännchen servierbereit.

Vegetarisches Chili Con Tofu

Kalorien: 299 / Portion

Zutaten:
- 200 g Paprika rot/gelb gemischt, gewürfelt
- 1 Schalotte, fein gewürfelt
- 50 g Karotte, gewürfelt
- 50 g Champignons
- 1 TL Olivenöl
- 1 EL Tomatenmark
- 100 g pürierte Tomaten, Konserve
- 100 ml Gemüsebrühe
- 1 Knoblauchzehe, gehackt
- Prise Kreuzkümmel
- Chilipulver, gemahlen
- 70 g Kidneybohnen (Konserve)
- 60 g Tofu, geräuchert
- Salz, Pfeffer

Zubereitung:
1. Das Gemüse mit den Schalotten in dem Olivenöl anbraten.
2. Dann das Tomatenmark, pürierte Tomaten, Knoblauch und Kreuzkümmel dazugeben, mit Salz, Pfeffer und Chilipulver würzen.
3. Die Gemüsebrühe hinzufügen und 10 Minuten köcheln lassen.

4.   Den Tofu in Würfel schneiden und mit den Bohnen in das Chili geben.

Tomatensuppe

Nährwerte pro Portion

91 kcal - 3 g Eiweiß - 5 g Fett - 9 g Kohlenhydrate
Zutaten für 5 Portionen

Tomatensuppe
800 g Tomatenwürfel (Konserve)
10 g Knoblauch
100 g Zwiebeln, geschält
10 ml Rapsöl
325 ml Gemüsebrühe
5 g Zucker
Jodsalz
Pfeffer, gemahlen
Basilikum, getrocknet

Topping
3 g Basilikum
15 g Sonnenblumenkerne

Zubereitung

1. Knoblauch und Zwiebeln schneiden. Das Rapsöl in einem Topf erhitzen und die Knoblauch- und Zwiebelwürfel darin anbraten.

2. Gemüsebrühe einfüllen und Tomatenwürfel dazugeben. Einige Minuten köcheln lassen.

3. Mit Zucker, Salz, Pfeffer und getrocknetem Basilikum abschmecken.

4. Pürieren Sie die Suppe mit einem Stabmixer.

5. Mit frisch gehacktem Basilikum und Sonnenblumenkernen bestreut servieren.

Sojageschnetzeltes Mit Champignons Und Kohlrabigemüse

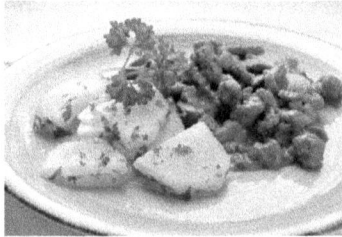

307 kcal

50 g getrocknetes Sojageschnetzeltes (im gut sortierten Supermarkt erhältlich)
150 ml Gemüsebrühe
½ TL Rapsöl
1 Schalotte, gewürfelt
100 g Champignons, in Scheiben geschnitten
1 EL Crème frâiche, Legere
1 Kohlrabi (150 g ohne Schale)
1 TL gehackte Petersilie
Salz, Pfeffer

Das Sojageschnetzelte in eine Schüssel geben. Die Brühe aufkochen und darüber gießen. 30 Minuten quellen lassen. Danach auf einem Sieb abtropfen lassen, die restliche Brühe auffangen. In einer beschichteten Pfanne das Rapsöl erhitzen und die Schalottenwürfel mit den Champignons anbraten. Mit etwas von der restlichen Brühe ablöschen, das Sojageschnetzelte dazu geben und 5 Minuten alles dünsten lassen. Zum Schluss mit Crème frâiche vermengen und mit Salz und Pfeffer abschmecken

Den Kohlrabi schälen und in gesalzenem Wasser garkochen. Mit dem Geschnetzelten anrichten. Zum Schluss mit Petersilie bestreuen.

Zanderfilet Auf Reis Mit Gemüse

Portionen: 2
Schwierigkeit: leicht
Vorbereitung: 20 Minuten
Zubereitung: 25 Minuten
Kalorien: 570/ Person

Zutaten:
2 (je ca. 200 g) Zanderfilets mit Haut
100 g Naturreis
1 gelbe Paprika
1 rote Paprika
150 g Brokkoli, tiefgekühlt
1 Zitrone
2 Schalotten
Dill
2 EL Olivenöl

10 g Butter

Zubereitung:

Backofen auf 160°C Umluft vorgeheizten. Zanderfilets auf der Hauptseite mehrmals einritzen.
Reis kochen. Schalotten fein würfeln. Paprika schmale Streifen schneiden und diese halbieren, Brokkoliröschen auftauen, Dill fein hacken und die Zitrone in etwa 0,5 cm dicke Scheiben schneiden. 5 g Butter in der Pfanne erhitzen, Öl dazugeben und Zanderfilets auf der Hautseite 5 Minuten braten, dann aus der Pfanne nehmen, in eine Auflaufform mit der Hautseite nach oben legen und ca. 10 Minuten im Backofen dünsten.
Restliches Öl in die Pfanne geben, Schalotte darin anbraten und das restliche Gemüse dazugeben. Zuletzt die restliche 5 g Butter dazugeben und die Gemüsepfanne würzen.
Den Reis mit dem Dill vermengen, auf zwei Teller verteilen, das Zanderfilet mit dem Gemüse dazugeben und mit Zitrone dekorieren.

Aprikose Wunder

Zutaten

40 Gramm Mangold
40 Gramm Spinat
90 Gramm Aprikosenhälften
120 Gramm geschnittene Karotten
200 ml Wasser
25 Gramm Reis-Protein
10 Gramm Kürbiskerne
Proteine 27g, Fett 6g, Kohlenhydrate 21g, Ballaststoffe 7g, 258 Kcal
Zubereitung
Geben Sie die Nüsse, Samen oder Kerne in den großen Behälter. Schrauben Sie die NutriBullet Extraktor-Klingen an der Oberseite des Behälters an. Drehen Sie den Behältern nun um, verbinden Sie ihn mit der NutriBullet Power Base Basiseinheit und starten Sie den Extraktionsvorgang durch eine Drehung. Extrahieren Sie für 30 Sekunden. Geben Sie den Rest der festen Zutaten in den Behälter und drücken alles unter der MAX Linie zusammen. Füllen Sie dann den Behälter mit der jeweiligen Flüssigkeit auf. Schrauben Sie die NutriBullet™ Extraktor-Klingen an der Oberseite des Behälters an. Drehen Sie den Behältern nun um, verbinden Sie ihn mit der NutriBullet Power Base Basiseinheit und starten Sie den Extraktionsvorgang durch eine Drehung erneut. Extrahieren Sie all das Gute

aus den Zutaten bis alles gleichmäßig flüssig ist (rund 20 Sekunden).

Vegetarischer Würzdöner

Zeitaufwand: 25 Minuten

Nährwertangaben pro Portion:
Kcal: 310
Protein: 12g
Fett: 16g
Kohlenhydrate: 29g

Zutaten für 2 Portionen:
100g Naturjoghurt
2 Fladenbrote
2 kleine Tomaten
70g Feta
2 Zwiebeln
2 Esslöffel Olivenöl
2-3 Blatt grüner Salat
2 Cornichons
Salz, Pfeffer, Balsamicoessig

Zubereitung:
1. Cornichons und Tomaten in kleine Stücke schneiden. Zwiebeln schälen und in Ringe drücken. Salat waschen und leicht zerrupfen. Feta in Brösel krümeln.
2. Cornichons mit Naturjoghurt und Olivenöl vermengen, mit Pfeffer und Salz würzen. Fladenbrote

einschneiden und mit Balsamicoessig und Olivenöl bestreichen.

3. Tomaten, Zwiebeln, Cornichons, Joghurt, Feta und den Salat in das Fladenbrot einlegen und nochmals würzen.

Scampi-Spieße

Zutaten:
200g Scampi
4TL Zitronensaft
2 Knoblauchzehen
100g Rucola
1TL Olivenöl
Salz und Pfeffer
3 Tomaten

Zubereitung:
1. Den Knoblauch schälen, in kleine Stücke hacken, eine Pfanne
mit Olivenöl erhitzen und den Knoblauch darin anbraten.
2. Tomaten waschen und schneiden und die Scampi im Wechseln mit
den Tomaten auf die Spieße stecken und ca. 5 Minuten in der Pfanne anbraten.
3.
Eine kleine Schale mit Salz, Pfeffer und Zitronensaft vor bereiten und über die
Spieße gießen.

Grüner Frühstücks-Smoothie

Kalorien: 42,2 kcal | Eiweiß: 1,7 Gramm | Fett: 1,1 Gramm | Kohlenhydrate: 6,1 Gramm

Zutaten für eine Person:

150 ml Pfefferminztee, kalt | 10 Gramm Baby-Blattspinat | 10 Gramm Grünkohl | 1 TL Haferkleie | Saft und Abrieb einer 1/2 unbehandelten Bio-Limette | 1 Prise Meersalz

Zubereitung:

Sämtliche Zutaten im Standmixer zu einem cremigen Drink verarbeiten. Sie sollten mindestens einmal pro Woche einen grünen Smoothie auf Ihren Speiseplan setzen. Sie können anstatt Pfefferminztee auch Brennnesseltee oder entgiftenden Sennatee verwenden.

Rosmarinkartoffeln

ca. 195 Kalorien
Zubereitungszeit: ca. 12 Minuten

Zutaten:

200 g Kartoffeln
½ Teelöffel Olivenöl
1 Prise grobes Meersalz
1 Zweig Rosmarin

Zubereitung:

1. Die Kartoffeln waschen und in Spalten schneiden, mit dem Öl mischen.
2. Grobes Salz und einige Nadeln Rosmarin hinzufügen, in eine mikrowellengeeignete Form geben. Bei 800 Watt ca. 9 Minuten garen.

Tipp: Funktioniert auch im Backofen: Bei 200° C ca. 25 Minuten backen (oder bis der gewünschte Bräunungsgrad erreicht ist).

Frischer Salat Mit Eiern Und Thunfisch

500 kcal |40g Eiweiß | 40g Fett
Zubereitungszeit: 15 Minuten

Portionen: 1

Zutaten:

- 3 mittelgroße Eier
- 100 g Thunfisch (aus der Dose, im eigenen Saft)
- 70 g Rucola
- 70 g Gurke
- 6 Cherrytomaten
- 1 Lauchzwiebel
- 50 g geriebener Mozzarella
- 3 EL Olivenöl
- 1 Prise Meersalz und Pfeffer

Zubereitung:

1. Wir kochen die Eier für gut 10 Minuten bis sie hart sind, anschließend schrecken wir die Eier ab, pellen sie und schneiden sie in Scheiben.

2. Dann öffnen wir den Thunfisch und gießen den Saft ab. Mit einer Gabel lösen wir den Thunfisch in einzelnen Stücken aus der Dose.

3. Den Rucola befreien wir von unschönen und langen Stielen. Die Tomaten verarbeiten wir zu dünnen

Scheiben. Die Gurke schneiden wir in kleine Würfel. Aus der Lauchzwiebel mahen wir kleine Ringe.

4.	Nun richten wir auch schon den Salat auf einem Teller an, beträufeln ihn noch mit dem Olivenöl bevor wir den Thunfisch und die Eier obendrauf geben. Danach würzen wir den Salat noch mit Salz und Pfeffer und bestreuen ihn mit dem geriebenen Mozzarella.

Lachskotelett Á La Papillote

Kalorien: 325 / Portion

Zutaten:

- 150 g Lachskotelett
- 70 g Blattspinat, ohne Stiele
- 1 Schalotte
- 1 Knoblauchzehe, gehackt
- 1 Tomate
- 1 Zweig Basilikum
- Spritzer Zitronensaft
- 1 TL Olivenöl
- Salz, Pfeffer, Muskat
- 2 Blatt Butterbrotpapier 35 x 35 cm

Zubereitung:

1. Das Lachskotelett mit Salz und Pfeffer würzen.
2. Den Blattspinat kurz in gesalzenem Wasser abkochen. Durch ein Sieb abtropfen lassen und anschließend grob hacken. Mit Salz, Pfeffer und Muskat abschmecken.
3. Die beiden Blätter Butterbrotpapier übereinander legen und das obere Blatt mit Olivenöl einpinseln.
4. Den Spinat darauflegen. Danach den Fisch auf den Spinat legen.
5. Die Tomate zusammen mit der Schalotte hacken und mit dem Knoblauch und den Basilikumblättern auf

den Fisch geben. Mit Zitronensaft beträufeln und mit Salz und Pfeffer würzen. Das restliche Olivenöl darüber träufeln.

6.   Anschließend das Butterbrotpapier falten und die Seiten so eindrehen, dass eine verschlossene Tüte entsteht.

7.   Den Ofen auf 200 °C vorheizen und das Paket auf dem Backblech 25 Minuten fertig garen.

8.   Zum Servieren das Papillote auf einen Teller legen und vorsichtig öffnen.

Fischragout Mit Gemüse Und Mandelreis

Nährwerte pro Portion

470 kcal - 32 g Eiweiß - 14 g Fett - 54 g Kohlenhydrate
Zutaten für 5 Portionen

Fischragout mit Tomaten-Zucchini-Gemüse
500 g Seelachsfilet, roh
500 g Tomatenwürfel (Konserve)
5 g Knoblauch
150 ml Milch (1,5% Fett)
30 g Zwiebeln, geschält
250 g Zucchini
350 g Paprika-Mix (rot, gelb, grün) frisch oder TK
40 ml Schlagsahne (30 % Fett)
8 ml Zitronensaft
Jodsalz
10 g Maisstärke
10 ml Olivenöl
200 ml Gemüsebrühe
8 g Zucker

Mandelreis
625 ml Wasser/ Trinkwasser
300 g Vollkornreis, Rohware
50 g Mandelblättchen
10 g Petersilie

Zubereitung

1. Schneiden Sie die Fischfilets in ca. 2x2cm Würfel, mit Salz, Pfeffer, Zitronensaft würzen und dämpfen. Dann beiseite stellen.

2. Paprika, Zucchini und Zwiebeln waschen. Paprika und Zwiebel würfeln, Zucchini in Scheiben schneiden. Den Knoblauch fein hacken.

3. Öl in einem Topf erhitzen und Zwiebeln, Knoblauch, Paprika und Zucchini darin schmoren. Mit Mehl bestäuben.

4. Gemüsebrühe, Milch, Sahne und Tomatenpüree aufgießen und zum Kochen bringen.

5. Mit Salz, Pfeffer und etwas Zucker würzen. 2 bis 3 Minuten kochen lassen.

6. Gekochte Fischwürfel dazugeben, untermischen und erhitzen.

7. Kochen Sie den Reis gemäß den Anweisungen in der Packung. Mischen Sie die Mandelscheiben und gehackte Petersilie darunter.

Konjak-Nudeln All' Arrabiata

253 kcal

150 g Konjaknudeln
1 TL Olivenöl
250 g Tomaten, gehackt (Konserve)
1 Schalotte, gehackt
1 Knoblauchzehe,
200 g Paprikastreifen (rot, gelb, grün), gemischt
Prise Chilipulver
20 g Schinkenstreifen (optional)
1 EL Parmesankäse
Salz, Pfeffer

Die Nudeln unter fließendem Wasser abspülen. In einem Topf das Olivenöl erhitzen und die gehackte Schalotte darin anschwitzen. Die Knoblauchzehe durch eine Knoblauchpresse drücken und dazugeben. Die Paprikastreifen mit anschwitzen. Mit Chilipulver bestreuen und die gehackten Tomaten dazu geben, mit Salz und Pfeffer würzen.15 Minuten mit geschlossenem Deckel kochen lassen. Dann die Konjak-Nudeln und die Schinkenstreifen in die Sauce legen und 3 Minuten ziehen lassen. Servieren und mit Parmesankäse bestreuen.

Garnelen Auf Dinkelnudeln

Portionen: 4
Schwierigkeit: mittel
Vorbereitung: 10 Minuten
Zubereitung: 30 Minuten
Kalorien: 210/ Person

Zutaten:
25 Garnelen (ohne Kopf und Darm), tiefgekühlt
400 g Dinkelnudeln
40 g Cashewkerne
10 Kirschtomaten
3 Knoblauchzehen
1 grüne Chilischote
1 rote Zwiebel
1 Limette
2 Orange
Koriander
5 EL Sojasoße
2 EL Sonnenblumenöl
1 TL Sambal Oelek
Salz & Pfeffer

Zubereitung:

Die Garnelen kurz abspülen und auftauen lassen.
Knoblauch pressen, die Hälfte der Chilischote in dünne
Scheibchen schneiden, die andere Hälfte fein würfeln,
die Orangen und die Limette auspressen und alles

zusammen in eine mittelgroße Schüssel geben und gut durchrühren.

Die Garnelen hinzugeben und etwa 15 Minuten ziehen lassen.

Nudeln im Salzwasser kochen, Korianderblätter vom Stängel zupfen, Tomaten halbieren und Zwiebel in dünne Ringe schneiden.

Pfanne etwas erwärmen und die Garnelen darin von beiden Seiten 3 Minuten anbraten, danach die Garnelen in Alufolie einwickeln, Zwiebeln in die Pfanne geben, kurz anbraten, Tomaten und die Chilischeiben dazugeben und gut vermischen.

Sojasoße, ein wenig Limettensaft und das Sambal Oelek hinzugeben und zusammen kurz mit anbraten.

Die Garnelen aus der Alufolie nehmen und in der Pfanne untermischen.

Die Cashewkerne ebenfalls in der Pfanne geben, kurz erwärmen, die Nudeln in vier Schüsseln verteilen, Garnelen zugeben und anschließend die Cashewkerne darüber streuen.

Mit dem Koriander dekorieren und servieren.

Roter Paprika Concerto

Zutaten

40 Gramm Spinat
40 Gramm Salatblätter
90 Gramm Guave
90 Gramm geschnittene Rote Paprika
200 ml Mandelmilch (ungesüßt)
22 Gramm Soja-Protein
6 Gramm Walnüsse
Proteine 26g, Fett 8g, Kohlenhydrate 14g, Ballaststoffe 10g, 255 Kcal
Zubereitung
Geben Sie die Nüsse, Samen oder Kerne in den großen Behälter. Schrauben Sie die NutriBullet Extraktor-Klingen an der Oberseite des Behälters an. Drehen Sie den Behältern nun um, verbinden Sie ihn mit der NutriBullet Power Base Basiseinheit und starten Sie den Extraktionsvorgang durch eine Drehung. Extrahieren Sie für 30 Sekunden. Geben Sie den Rest der festen Zutaten in den Behälter und drücken alles unter der MAX Linie zusammen. Füllen Sie dann den Behälter mit der jeweiligen Flüssigkeit auf. Schrauben Sie die NutriBullet™ Extraktor-Klingen an der Oberseite des Behälters an. Drehen Sie den Behältern nun um, verbinden Sie ihn mit der NutriBullet Power Base Basiseinheit und starten Sie den Extraktionsvorgang durch eine Drehung erneut. Extrahieren Sie all das Gute aus den Zutaten bis alles gleichmäßig flüssig ist (rund 20 Sekunden).

Räuchertofu Und Aubergine

Zeitaufwand: 25 Minuten

Nährwertangaben pro Portion:
Kcal: 350
Protein: 26g
Fett: 18g
Kohlenhydrate: 19g

Zutaten für 2 Portionen:
1 Aubergine
3 Esslöffel Öl
250g Räuchertofu
5 Tomaten
30g Paprikamus (Glas)
Salz, Pfeffer

Zubereitung:
1. Tomaten waschen und abtropfen, in Scheiben schneiden. Aubergine in Scheiben und Tofu in mundgerechte Stücke schneiden.
2. Auberginenscheiben mit Öl bestreichen und einige Minuten braten. Mit Salz und Pfeffer würzen.

3. Tofu hinzugeben und anbraten bzw. grillen. Mit Tomatenscheiben und Paprikamus garnieren.

Bananenmilchshake

Zutaten:
2 Bananen
350ml Milch
10 Blatt
5 Eiswürfel

Basilikum

Zubereitung:
1.   Die   Bananen schälen und in Stücke schneiden.
2.   Basilikum waschen,
alles zusammen in einen Mixer geben und 2 Minuten v
ermischen.

Salat Mit Huhn Und Ananas

Kalorien: 131,5 kcal | Eiweiß: 17,8 Gramm | Fett: 3,2 Gramm | Kohlenhydrate: 7 Gramm

Zutaten für eine Person:

50 Gramm Hühnerbrust, gegart | 30 Gramm Ananas, frisch | 1 Messerspitze Currypulver, gelb | 2 EL Quark | Saft einer Limette | 1/2 Schalotte | 1/2 Bund Koriander | Salz und Pfeffer

Zubereitung:

Die Hühnerbrust und die Ananas klein würfeln. Aus dem Currypulver, dem Quark, dem Limettensaft, der fein gehackten Schalotte, dem grob gehackten Koriander, Salz und Pfeffer ein Dressing rühren und Huhn und Ananas damit marinieren, anrichten und genießen. Dieser Salat ist ein tolles Mittagessen für heiße Tage.

Champignon-Fenchel-Pfännchen

170 kcal |9g Eiweiß | 15g Fett
Zubereitungszeit: 25 Minuten

Portionen: 2

Zutaten:

- 500 g Champignons
- 180 g Fenchel
- 1 Zitrone
- 1 Rosmarinzweig
- 3 Knoblauchzehen
- 1 TL geriebener Ingwer
- 3 EL Olivenöl
- 2 EL Butter
- 1 Lorbeerblatt
- Muskat
- 1 Prise Meersalz und Pfeffer

Zubereitung:

1. Wir entfernen die Stielenden der Champignons und schneiden die Champignons in Scheiben. Auch den Fenchel schneiden wir in Scheiben. Dann schälen wir den Knoblauch und schneiden ihn ebenfalls fein in Scheiben.

2. Dann zupfen wir den Rosmarin vom Zweig und hacken ihn fein. Die Butter und das Öl geben wir in eine

Pfanne und braten darin den Knoblauch goldbraun an. Nun geben wir den Fenchel und die Champignons dazu.

3.   Dann halbieren wir die Zitrone und pressen den Saft aus. Den Zitronensaft geben wir zusammen mit den Ingwer zu den Pilzen und rühren alles gut durch.

4.   Nun geben wir nur noch das Lorbeerblatt und den Rosmarin dazu und lassen alles zusammen ein paar Minuten braten.

5.   Kurz vor dem Servieren würzen wir das Champignon-Fenchel-Pfännchen dann noch mit Salz, Pfeffer und frisch geriebener Muskatnuss.

Wildlachs Auf Blattspinat

Kalorien: 254 / Portion

Zutaten:
- 125g Wildlachs (z.B. „Costa Wildlachsfilets" TK)
- ½ TL Rapsöl
- 250 g TK Blattspinat
- 1 Schalotte, in Würfel geschnitten
- 1 EL Crème fraîche, legere
- Salz, Pfeffer, Muskatpulver

Zubereitung:
1. Den Wildlachs mit etwas Rapsöl bepinseln und mit Salz und Pfeffer würzen.
2. In einem Topf die Schalotten Würfel mit dem restlichen Rapsöl anschwitzen.
3. Den Spinat dazugeben und einige Minuten dünsten lassen, bis der Spinat vollständig aufgetaut ist. Crème fraîche darunter rühren und mit Salz und Muskat würzen.
4. Den Lachs in einer beschichteten Pfanne von jeder Seite kurz anbraten.

5. Zusammen auf dem Teller anrichten.

Hähnchenbrustfilet Mit Senf-Kräuterkruste, Blattspinat, Kartoffeln

Nährwerte pro Portion

462 kcal - 39 g Eiweiß - 13 g Fett - 42 g Kohlenhydrate
Zutaten für 5 Portionen

Hähnchenbrustfilet mit Senf-Kräuterkruste
Rosmarin, frisch oder getrocknet
Schnittlauch
750 g Hähnchenbrustfilet, aufgetaut
Jodsalz
Pfeffer, gemahlen
Currypulver
75 ml Eiweiß
75 g Paniermehl
25 g Senf (mittelscharf)
Oregano, getrocknet

Blattspinat
900 g Blattspinat
Muskat, gemahlen
3 g Knoblauch
50 g Zwiebeln, geschält
15 ml Rapsöl
125 g Schmand (20 % Fett)
Jodsalz
Pfeffer, gemahlen

Kartoffeln
900 g Kartoffeln, vorwiegend festkochend, frisch, geschält
Petersilie

Zubereitung

1. Hähnchenbrustfilets mit Salz, Pfeffer und Curry würzen. Eiweiß steif schlagen, Semmelmehl, Senf und gehackte Kräuter unterheben. Die Masse auf den Filets verteilen und ca. 20 Minuten bei 180 °C im Backofen garen.

2. Zwiebeln und Knoblauch schneiden und in Öl anbraten. Spinat hinzufügen und kochen. Sauerrahm hinzufügen und mit Salz, Pfeffer und Muskatnuss würzen.

3. Kartoffeln kochen.

Rindshüftsteak Mit Grünen Bohnen

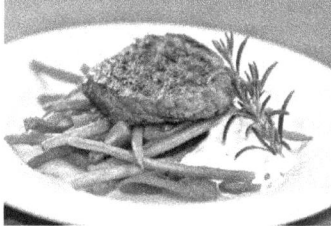

384 kcal

150 g Rindshüftsteak
150 g grüne Bohnen
1 Zweig Bohnenkraut (optional)
1 Tomate (100g)
1 Schalotte (30 g), gewürfelt
1 TL Olivenöl
25 g Quinoa
Salz, Pfeffer

Das Rindersteak mit etwas Olivenöl einpinseln und mit Salz und Pfeffer würzen. Die Bohnen vorbereiten und in Stücke schneiden. Von der Tomate den grünen Strunk entfernen und das Fruchtfleisch würfeln. In einem Topf 1 TL Olivenöl erhitzen und die Schalottenwürfel darin anschwitzen, die Bohnen und die Tomatenwürfel dazugeben. Mit Salz und Pfeffer würzen. Einige Löffel Wasser dazugeben und die Bohnen mit Deckel gardünsten. Quinoa nach Packungsvorschrift kochen.

Das Steak in einer beschichteten Pfanne nach Wunschgarpunkt braten.

Vegetarisches Chili

Portionen: 4
Schwierigkeit: mittel
Vorbereitung: 30 Minuten
Zubereitung: 45 Minuten
Kalorien: 327/ Person

Zutaten:
400 g Tofu (Natur)
400 g Pizzatomaten
1 Dose Kidneybohnen (ca. 250 g Abgetropft-Gewicht)
150 g Mais
1 gelbe Paprikaschote
1 Zwiebel
1 rote Chilischote
200 ml Gemüsebrühe und 3 Knoblauchzehen
3 EL Tomatenmark, Oregano-Gewürz und Paprika-Gewürz edelsüß
Sonnenblumenöl und Chili-Gewürz

Zubereitung:

Paprika waschen und würfeln. Die Zwiebel fein hacken. Tofu in Würfel schneiden.
Das Öl in einer großen Pfanne erwärmen und Tofu anbraten. Die Paprika mit der Zwiebel zusammen in die Pfanne geben, mit würzen und mit dem Tofu einige Minuten anbraten.
Knoblauchzehen schälen, pressen und dem Gemüse in

der Pfanne zugeben.

Chilischote waschen und fein hacken und zusammen mit Tomatenmark, Pizzatomaten, Oregano und Gemüsebrühe zum Tofu geben. Bei schwacher Hitze und geschlossenem Deckel etwa 10 Minuten garen. Kidneybohnen zusammen mit dem Mais in der Pfanne dünsten. Gut umrühren und ca. 5 Minuten köcheln lassen.

Nektarine Schöpfung

Zutaten

40 Gramm Rucola/Arugura Salat
40 Gramm Brokkoli Röschen
90 Gramm Nektarinenstücke
90 Gramm geschnittene Karotten
200 ml Mandelmilch (ungesüßt)
25 Gramm Molkeneiweiß
6 Gramm Pecan-Nüsse
Proteine 24g, Fett 8g, Kohlenhydrate 19g, Ballaststoffe 9g, 258 Kcal
Zubereitung
Geben Sie die Nüsse, Samen oder Kerne in den großen Behälter. Schrauben Sie die NutriBullet Extraktor-Klingen an der Oberseite des Behälters an. Drehen Sie den Behältern nun um, verbinden Sie ihn mit der NutriBullet Power Base Basiseinheit und starten Sie den Extraktionsvorgang durch eine Drehung. Extrahieren Sie für 30 Sekunden. Geben Sie den Rest der festen Zutaten in den Behälter und drücken alles unter der MAX Linie zusammen. Füllen Sie dann den Behälter mit der jeweiligen Flüssigkeit auf. Schrauben Sie die NutriBullet™ Extraktor-Klingen an der Oberseite des Behälters an. Drehen Sie den Behältern nun um, verbinden Sie ihn mit der NutriBullet Power Base Basiseinheit und starten Sie den Extraktionsvorgang durch eine Drehung erneut. Extrahieren Sie all das Gute

aus den Zutaten bis alles gleichmäßig flüssig ist (rund 20 Sekunden).

Scharfe Melonensuppe mit Garnelen

Kalorien: 165,4 kcal | Eiweiß: 10,4 Gramm | Fett: 6,7 Gramm | Kohlenhydrate: 14,7 Gramm
Zutaten für eine Person:
2 Garnelen, ohne Schale und geputzt | 1 TL Butter | 1/2 Schalotte | 1/2 Chilischote | 1 Messerspitze Ingwer, frisch gerieben | Saft einer halben Zitrone | 100 ml Gemüsebrühe | 150 Gramm Wassermelone, kernlos | 1 Prise Kardamom, gemahlen | Salz und Pfeffer | 1 EL saure Sahne | 1 TL Schnittlauch, in Röllchen zum Bestreuen
Zubereitung:
Die Garnelen für etwa 3 Minuten in Butter anbraten, aus der Pfanne nehmen und zur Seite stellen. Die Schalotte und die Chilischote klein hacken und in derselben Pfanne zusammen mit dem Ingwer anschwitzen. Mit dem Saft der Zitrone aufgießen. Sofort mit der Gemüsebrühe aufgießen. Die Wassermelone grob schneiden und zusammen mit dem Kardamom in die Pfanne geben. Alles bei mittlerer Hitze für 5 Minuten köcheln lassen. Mit einem Stabmixer pürieren und mit Salz und Pfeffer abschmecken. Die Suppe anrichten, die Garnelen hineinlegen, mit der sauren Sahne garnieren und mit Schnittlauch bestreuen.

Dinkelflocken mit Chia und Nüssen

ca. 200 Kalorien
Zubereitungszeit: ca. 12 Minuten

Zutaten:

2 Esslöffel Dinkelflocken
1 Esslöffel Haferkleie
2 Esslöffel Mandel- oder Haselnussblättchen
100 ml Mandelmilch, ungesüßt
Etwas Süßstoff
1 Prise Zimt (nach Belieben)
½ Teelöffel Chia-Samen

Zubereitung:

1. Die Dinkelflocken und die Haferkleie mit der Mandelmilch und dem Süßstoff mischen, zum Schluss die Mandelblättchen unterrühren. 10 – 15 Minuten durchziehen lassen.

2. Die Chiasamen darüber geben und nach Belieben mit Zimt bestreut servieren.

www.ingramcontent.com/pod-product-compliance
Lightning Source LLC
Chambersburg PA
CBHW060323030426
42336CB00011B/1186